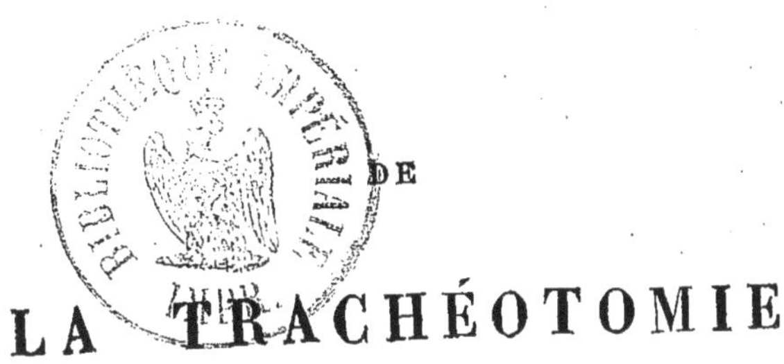

DE

LA TRACHÉOTOMIE

DANS L'ŒDÈME DE LA GLOTTE

ET DE LA

LARYNGITE NÉCROSIQUE

A. PARENT, imprimeur de la Faculté de Médecine, rue Mr-le-Prince, 31.

DE

LA TRACHÉOTOMIE

DANS L'ŒDÈME DE LA GLOTTE

ET DE LA

L'ARYNGITE NÉCROSIQUE

PAR

Le Dr OBÉDÉNARE

(DE BUCAREST),

Ancien interne en médecine et en chirurgie des hôpitaux de Paris,
Membre de la Société anatomique.

PARIS

ADRIEN DELAHAYE, LIBRAIRE-EDITEUR

PLACE DE L'ÉCOLE-DE-MÉDECINE.

1866

AVANT-PROPOS

Au commencement de ce siècle plusieurs médecins, inspirés par les immortels travaux de Morgagni, se mirent à la recherche des causes et du siége des maladies. Bayle et le regrettable Bichat particulièrement trouvèrent qu'un certain nombre de cas de morts par asphyxie étaient dus à la tuméfaction des replis aryténo-épiglottiques, tuméfaction qui oblitérait l'orifice supérieur du larynx et qui était produite par l'infiltration séreuse du tissu cellulaire de ces replis. On donna à cette lésion le nom d'angine laryngée œdémateuse, de laryngite œdémateuse, d'œdème de la glotte.

Les travaux se succédèrent. Quelques auteurs présentèrent des faits recueillis avec le plus d'exactitude possible, analysés, pesés, appréciés, commentés d'une manière rigoureuse : tel a été surtout l'important travail que l'illustre professeur de la Charité fit paraître dès l'année 1825. D'autres auteurs établirent des divisions, émirent de nouvelles idées sur la nature de l'œdème de la glotte ; mais quelquefois, il faut l'avouer, ils ne firent qu'émettre des assertions ; leurs considérations n'étaient pas basées sur des faits précis et en nombre suffisant. N'importe, ces derniers travaux, ou plutôt ces dernières discussions, servirent à mettre en relief des faits présentés dans les travaux de la première catégorie.

Ce n'est pas ici le lieu de citer tous les ouvrages qui parurent sur cette importante question.

En 1852, Sestier fit paraître sur l'œdème de la glotte un excellent traité. L'auteur présentait, *in extenso*, avec beaucoup de talent, tout ce que la science possédait de faits et d'idées sur cette maladie ; il faisait savoir que dans un grand nombre de maladies il survient brusquement une angine infiltro-laryngée (comme il l'appelle), que l'asphyxie devient bientôt imminente, et que le seul remède efficace est la trachéotomie.

On eût été porté à croire alors que ces idées, que ces préceptes salutaires, allaient se répandre dans la pratique pour arracher à la mort un certain nombre de victimes chaque année.

Eh bien, il n'en a pas été ainsi ! en quatorze ans la trachéotomie a à peine franchi les barrières de Paris, pour ainsi dire. En province, quelques grandes villes exceptées, on a abandonné à leur malheureux sort, dans la grande majorité des cas, les malades atteints d'œdème de la glotte. D'après les documents que nous pouvons nous procurer, nous ne trouvons pas qu'à l'étranger on soit plus avancé sur ce point, nous pensons même que c'est encore en France que l'on pratique la trachéotomie le plus souvent pour les cas d'œdème de la glotte.

En présence de ces faits, nous ne pouvons manquer de nous demander : Pourquoi les médecins n'ont-ils pas suivi les préceptes de Sestier et d'autres auteurs, préceptes justifiés par d'éclatants succès ? (M. Lailler, dans sa thèse, donne 12 guérisons sur 25 opérations.) Pourquoi ont-ils laissé périr leurs malades lorsqu'une ouverture convenablement pratiquée sur la trachée pouvait les sauver ? Qu'est-ce qui a pu leur faire rejeter cette opération ? Est-ce l'incertitude du résultat? — Pourtant c'est un beau résultat que 12 guérisons sur 25 opérés, surtout si l'on songe que le plus souvent l'opération a été pratiquée presque au moment de l'agonie. Est-ce la dificulté du diagnostic?

— Mais nous savons que les signes de l'affection forment un petit groupe qui laisse bien rarement de l'incertitude, et puis le laryngoscope aide puissamment le diagnostic, comme nous le dirons plus loin. Est-ce que le plus grand nombre des praticiens reculeraient devant les difficultés d'exécution de la trachéotomie?

— Nous comprenons, jusqu'à un certain point, l'hésitation de quelques médecins pour cette opération si émouvante, surtout quand on doit la pratiquer pour la première fois. Nous avouerons même que dans certains cas la trachéotomie est une des opérations les plus difficiles. Mais le cathétérisme lui-même ne constitue-t-il pas dans certains cas une opération excessivement scabreuse? et pourtant le cathétérisme est passé dans nos mœurs, s'il nous est permis de nous exprimer ainsi. Eh bien, avec de l'attention, avec quelques exercices préparatoires pratiqués sur le cadavre et sur quelques animaux vivants, avec du *courage* et du sang-froid, la trachéotomie peut être abordée par la majorité des praticiens.

Nous nous proposons, dans ce travail, de résumer en peu de mots ce que Sestier a écrit sur les causes de l'œdème de la glotte et sur les indications et les résultats de la trachéotomie; puis nous dirons, d'une manière succincte, ce qui a été fait sur la maladie en question depuis cet auteur; nous publierons quelques observations inédites; nous ferons connaître en abrégé ce qui a été écrit sur la *laryngite nécrosique;* nous donnerons un moyen de reconnaître l'œdème du larynx encore plus facilement qu'on ne le faisait du temps de Sestier, et nous insisterons surtout sur l'opération que nous prônons.

En un mot, en faisant connaître les résultats donnés par la trachéotomie pendant quatorze ans, notre but est de *vulgariser une opération aussi urgente que salutaire* dans un grand nombre d'œdèmes du larynx.

DE

LA TRACHÉOTOMIE

DANS L'ŒDÈME DE LA GLOTTE

ET DE LA

LARYNGITE NÉCROSIQUE

Bayle a donné le nom d'*angine œdémateuse*, d'*œdème de la glotte* à l'infiltration séreuse ou séro-purulente des replis aryténo-épiglottiques.

Il faut ajouter, toutefois, que Boerhaave avait déjà appelé *angine aqueuse* une maladie ayant beaucoup de rapport avec l'affection dont il s'agit.

A mesure que de nouveaux faits ont été publiés, les auteurs ont donné à cette maladie d'autres noms; nous citerons les suivants : *inflammation du tissu cellulaire du larynx* ou *laryngite phlegmoneuse* (M. Bouillaud); *laryngite sous-muqueuse* (M. Cruveilhier); *angine infiltro-laryngée* (Sestier).

Le mot *œdème de la glotte* est vicieux, car sauf de très rares exceptions, il existe une inflammation du tissu cellulaire sous-muqueux. Quelquefois on a même trouvé les replis aryténo-épiglottiques infiltrés de pus. Pourtant nous nous servirons du mot *œdème de la glotte*, parce qu'il est plus généralement employé et parce que nous faisons un travail de statistique plutôt qu'un exposé de doctrine.

Puisque nous venons de parler de la nature inflammatoire de l'œdème de la glotte, il n'est pas hors de propos de dire un mot de l'*œdème proprement dit*, de l'*œdème essentiel*, non inflammatoire. C'est M. Fleury qui surtout admet l'œdème non inflammatoire. Il prétend même que l'œdème de la glotte consécutif à l'inflammation est très-rare. Mais M. Lailler, dans sa thèse inaugurale, combat victorieusement ce que cette opinion a d'excessif (1848). En effet, on ne connait que trois cas d'œdème de la glotte qui *paraissent* être survenus en dehors de tout travail inflammatoire. Un cas appartient à Baudelocque et un autre à M. Barrier. Tous les deux sont relatifs à des œdèmes survenus subitement dans la convalescence de la scarlatine. On n'a pas pratiqué la trachéotomie; et à l'autopsie on a trouvé un œdème de tout le tissu cellulaire du cou et de presque tout le corps. Le troisième cas est cité par MM. Trousseau et Belloc. Il s'agit d'une petite fille de 8 ans, atteinte également d'anasarque à la suite d'une scarlatine. On observa de l'œdème de la face, des lèvres, etc., et tous les symptômes d'une angine œdémateuse; l'enfant guérit.

Ce qu'il y a de plus intéressant dans l'histoire de l'œdème de la glotte, c'est que cette affection survient BRUSQUEMENT, souvent dans le cours d'une affection légère, alors qu'on s'y attend le moins, quelquefois à l'insu du malade; c'est que sa marche est rapide, et que dans nombre de cas le malade succombe AVANT L'ARRIVÉE DE L'HOMME DE L'ART. D'autres fois, le médecin est arrivé à la période ultime de l'agonie, et il a *méconnu* la maladie en présence de laquelle il se trouvait.

Notre but étant surtout d'exposer les circonstances dans lesquelles l'œdème de la glotte se produit, et d'indiquer les résultats de la trachéotomie, nous n'insisterons pas sur les lésions anatomiques, les symptômes et le diagnostic, attendu que ces points sont traités d'une manière suffisante dans les livres de pathologie.

Pourtant, nous nous arrêterons, à propos des lésions et du diagnostic, sur ce qu'on a appelé l'*œdème intralaryngé* parce que ce point de l'histoire de la maladie est d'une certaine importance, en ce qui concerne l'opération. A propos du diagnostic, nous parlerons du laryngoscope et des erreurs à éviter. Quant à la laryngite nécrosique, nous la décrirons dans un chapitre à part.

LÉSIONS.

Œdème intralaryngé. — En parlant des lésions anatomiques, M. Bouillaud (*Dictionnaire des sciences médicales*, art. *Glotte ; journal complémentaire des sciences médicales*, t. XIX ; *Nosographie*, 2e vol.) et M. Cruveilhier (*Dictionnaire de médecine et de chirurgie*, art. *Laryngite*) ont décrit ce qu'on a appelé depuis *œdème intralaryngé* (laryngite sous-muqueuse, sous-glottique, Cruveilhier). C'est l'infiltration séreuse ou plutôt l'inflammation phlegmoneuse de la muqueuse du larynx. Quelquefois général, le plus souvent partiel, l'œdème envahit surtout les cordes vocales, tantôt les supérieures, tantôt les inférieures, et tantôt toutes les quatre.

Il peut occuper un seul côté, comme il peut envahir toute l'étendue du larynx. Si l'on n'a égard qu'aux observations dans lesquelles l'intérieur du larynx a été décrit, on trouve que l'œdème intralaryngé a existé dans un peu moins du tiers des cas. (Voir les observations 15, 16, 16 *bis*, 49, 60, 62, 72.)

ÉNUMÉRATION DES SYMPTÔMES.

Quelquefois l'œdème de la glotte est consécutif à une laryngité simple, et alors il y a d'abord une exagération des symptômes de la laryngite, puis les signes de la maladie confirmée.

Très-fréquemment, le début est rapide.

Très-rarement, subit.

Les symptômes sont :

1° La *douleur* occupant le larynx ou le pharynx ; elle est plus ou moins intense.

2° La *déglutition* toujours gênée, quelquefois impossible (Bouillaud).

5° La *voix* rauque, éteinte, pénible.

4° La *respiration* toujours excessivement gênée. Inspiration extrêmement difficile; expiration relativement très-facile. (Signe pathognomonique, Blache.) Dans quelques cas, ortophnée (Bouillaud).

Ronflement guttural très-fort pendant les efforts d'inspiration. On entend à peine le *murmure respiratoire*.

5° La *toux* est sèche, éteinte.

6° *Bourrelets* aryténo-épiglottiques sentis par le doigt.

7° *Accès de dyspnée* ayant une durée de cinq à quinze minutes. Les malades éprouvent la sensation d'un corps étranger qui obstrue complétement le larynx; ils portent la main à leur cou comme pour l'en arracher ; on en a vu qui demandaient un couteau pour se faire l'ouverture du larynx.

8° Un *assoupissement* qui va toujours en augmentant.

9° Assez souvent une *tuméfaction* plus ou moins considérable du cou.

DIAGNOSTIC.

Pour reconnaître l'œdème de la glotte, outre les signes donnés par les auteurs, on a encore l'examen laryngoscopique, qui n'a été consigné dans les traités classiques que cette année. Dans l'observation 25, M. Verneuil a pu, non-seulement *voir* le bourrelet formé par les replis aryténo-épiglottiques, mais encore il a pu préciser l'heure à laquelle la suffocation serait imminente. Le même auteur (observation 16) a pu, avant d'opérer, voir encore les replis aryténo-épiglottiques tuméfiés, et de plus, constater le gonflement des cordes vocales supérieures (œdème intralaryngé des auteurs).

La malade qui fait le sujet de l'observation 24, on la croyait atteinte de phthisie laryngée. M. Krishaber l'examine au laryngoscope et trouve une ulcération syphilitique de l'épiglotte. C'est après cette exploration qu'on trouve sur la malade des cicatrices de syphilis. Le traitement spécifique n'a fait que confirmer le diagnostic.

Au commencement de cette année, on appelle M. Verneuil auprès d'un petit Roumain qu'on croyait atteint de l'œdème de la glotte, et pour lequel on réclamait la trachéotomie parce qu'il suffoquait. Le malade était affecté d'une entéro-mésentérite typhoïde grave, avec hémorrhagies intestinales, etc. M. Verneuil, avant toute chose, pratique l'examen laryngoscopique, et il ne trouve aucun des signes *physiques* de l'œdème de la glotte.

MM. Czermak, Balassa et Türk, ont aussi appliqué le laryngoscope à plusieurs reprises au diagnostic de l'œdème de la glotte et de l'œdème intralaryngé.

Le fait suivant plaide encore en faveur du laryngoscope : M. Pravaz a observé deux hydatides grosses chacune comme une noix sous l'épiglotte d'un individu mort asphyxié. On avait pensé à un œdème de la glotte, grâce à l'exploration *par le doigt.*

Nous croyons en avoir assez dit pour faire comprendre de quelle utilité peut être le laryngoscope. On n'aurait pas d'erreur à regretter si l'on faisait précéder chaque opération de l'examen laryngoscopique. (Pour les erreurs, voir plus bas.)

Les affections qui peuvent être confondues avec l'œdème de la glotte sont les suivantes :

I. Pour le larynx :

1° L'épiglottite œdémateuse aiguë ;
2° La laryngite striduleuse ;
3° La laryngite érythémateuse grave ;
4° La laryngite pseudo-membraneuse ;
5° La laryngite chronique dans laquelle il survient *a)* un abcès interne, *b)* le spasme de la glotte, *c)* un cartilage aryténoïde devenu flottant par suite de la destruction partielle des muscles et des ligaments, *d)* des mucosités épaisses ou abondantes arrivant brusquement dans le larynx, *e)* des parcelles d'aliments pénétrant dans un larynx dont l'épiglotte est altérée.

6° Polypes du larynx;

7° Quelques spasmes hystériques ;

8° Quelques spasmes dépendant de certaines affections du cerveau ;

9° Accès de suffocation survenant dans certaines affections de la moelle (tubercules, Ollivier).

10° Suffocation occasionnée par diverses tumeurs qui compriment la trachée, les nerfs pneumogastriques et les récurrents.

OBSERVATION Ire (résumé). — En 1845, à l'hôpital Beaujon, un malade fut opéré de la trachéotomie ; on le croyait atteint d'œdème de la glotte, et cependant on trouva un anévrysme de la crosse de l'aorte.

OBS. II. — Une note que m'a communiquée mon collègue M. Folet, contient la relation d'un fait analogue qui s'est passé à Lille en 1860.

Un malade fut apporté à l'hôpital présentant des symptômes d'asphyxie déjà très-avancée. C'était un homme amaigri et d'aspect cachectique, sa voix était perdue, et ce n'était qu'à grand'peine qu'il donnait quelques renseignements incomplets. Depuis longtemps il respirait difficilement et avait la voix enrouée, il toussait et avait craché du sang. On crut à un œdème de la glotte, suite de laryngite tuberculeuse. La trachéotomie fut pratiquée presque aussitôt. Le malade continua à suffoquer et mourut peu de temps après. A l'autopsie on trouva une tumeur anévrysmale de l'aorte qui comprimait la trachée.

OBS. III (résumé). — Séances de la Société de chirurgie.

M. Broca, étant interne à l'Hôtel-Dieu, pratiqua, requis par M. Jadioux, sa première trachéotomie. Le malade était considéré par ce médecin comme affecté d'œdème de la glotte. L'opération faite, malgré l'introduction d'une large canule, le malade restait dans le même état de suffocation. Une sonde poussée dans la trachée par la canule pénétra assez avant et permit au malade de respirer un peu plus librement, mais après quelques jours il succomba. A l'autopsie, on trouva la trachée comprimée par un anévrysme de la crosse de l'aorte.

Obs. IV (résumé d'une observation due à l'extrême obligeance de M. le professeur Fonssagrives). — *Adénite comprimant le nerf récurrent.*

X....., ex-militaire, 39 ans, mégissier, affecté d'abord d'une douleur très-intense occupant la partie latérale de la tête et du cou, paroxysmes irréguliers d'une extrême violence. Vers le déclin de cette *névralgie*, le malade est pris d'une oppression assez forte augmentant d'une manière notable sous l'influence du décubitus dorsal et du sommeil, et le malade en avait si bien l'expérience que pour éviter une suffocation imminente il exigeait qu'on le tînt éveillé. L'inspiration laryngienne était remarquablement sifflante, la voix affaiblie. Le 22 juin, un accès des plus menaçants se manifeste ; la figure est cyanosée ; les lèvres turgescentes, bleues ; la peau recouverte d'une lividité asphyxique et baignée d'une sueur froide ; le pouls misérable, très-fréquent. *Peu s'en est fallu qu'on ne diagnostiquât un* œdème de la glotte. « *Nous avons été, dit l'auteur, sur le point de tomber dans cette grave erreur, et de confondre le rétrécissement de la glotte, suite d'une compression du récurrent, avec un* œdème de cet orifice » (*Mémoire sur l'Engorgement des ganglions bronchiques chez l'adulte*). Il s'agissait d'un ganglion péribronchique enflammé qui comprimait le nerf récurrent.

Obs. V. — Le même auteur a observé en 1860 sur un malade tous les signes d'un rétrécissement organique de l'œsophage, compliqué d'œdème de la glotte. Il était permis de supposer qu'une ulcération vraisemblablement cancéreuse de l'œsophage avait, par continuité, produit un boursouflement *œdémateux de la glotte.* Le malade meurt brusquement, et à l'autopsie, on trouve une tumeur cancéreuse enveloppant la trachée et l'œsophage ayant amené une oblitération presque complète de ce dernier conduit et *englobant le nerf récurrent ;* la glotte était saine et avait ses dimensions normales.

II. *Maladies de l'isthme, du pharynx et de l'œsophage.*

1° Tuméfaction de la luette ;

2° Pharyngite gutturale œdémateuse ;

3° Amygdalite avec augmentation énorme du volume des tonsilles ;

4° Abcès rétropharyngien ;

5° Polypes développés dans le voisinage de l'orifice supérieur du larynx ;

6° Corps étrangers dans le pharynx ;

7° Corps étrangers dans l'œsophage ;

8° Présence de caillots dans le pharynx ou bien chute de l'épiglotte sur le sommet du larynx ; ce sont là deux accidents qui ont été observés dans certaines plaies du cou.

III. *Maladies de la trachée et des poumons.*

1° Quelques ulcérations de la trachée ;
2° Rétrécissement de la trachée.

Obs. VI (séances de la Société de chirurgie ; *Gazette des hôpitaux*, 1858). — *Rétrécissement de la trachée donnant lieu à des symptômes qui firent croire à un* ŒDÈME DE LA GLOTTE ; trachéotomie ; mort (M. Demarquay). — Homme vigoureux atteint de syphilis grave, perforation de la voûte palatine ; oppression. On pense à une laryngite syphilitique. Asphyxie ; trachéotomie. La respiration ne se rétablit pas. Mort. A l'autopsie, on trouve le larynx sain. A la partie inférieure de la trachée un rétrécissement considérable amené par la rétraction du tissu cicatriciel qui avait succédé à la guérison des ulcérations que le malade portait à la partie supérieure de la trachée, c'est-à-dire à 2 et 3 centimètres de la bifurcation des bronches. La trachée à ce point donnait passage à une sonde d'un moyen calibre.

Obs. VII. — A la Société de chirurgie, dans la même séance, M. Chassaignac rapporte un fait analogue. Il a opéré à l'hôpital Lariboisière, dans le service de M. Moissenet, une femme qui offrait les mêmes symptômes que dans le cas précédent ; elle succomba, et à l'autopsie, on reconnut exactement au même point un rétrécissement de la trachée.

3° Dyspnée intermittente ou rémittente dépendant de l'*asthme* ou d'autres affections de la poitrine.

Sestier, dans son excellent traité, insiste sur chacune de ces affections. C'est une raison pour que nous n'y insistions pas. Le lecteur qui trouverait notre énumération insuffisante, pourrait consulter soit le traité cité, soit les livres de pathologie.

L'œdème de la glotte reste latent quand le malade est plongé dans la prostration ou dans le coma. Dans ces cas on entend tôt ou tard un souffle ou un *sifflement*, mais c'est surtout l'exploration directe qui fait reconnaître la maladie. Le cas suivant est surtout remarquable comme exemple d'œdème de la glotte survenu d'une manière *latente*.

Obs. VIII (résumé, *Moniteur des sciences*, 1859, Leudet). — Abcès d'une amygdale sans symptômes graves; apparition brusque, *pendant le sommeil*, des symptômes de l'œdème de la glotte; mort imminente; le sujet reste plongé dans le coma pendant neuf heures; pouls insensible. Opération de la trachéotomie suivie d'une amélioration marquée pendant cinq jours. Érysipèle gangréneux de la peau du sacrum et sphacèle du poumon. Mort treize jours après l'opération.

Ici on remarque une longue durée de la période d'agonie et la possibilité de rappeler le malade à la vie, même lorsque la mort est imminente et que l'agonie dure depuis longtemps (neuf heures). De plus, les symptômes de l'œdème de la glotte ont éclaté pendant le sommeil. Le malade n'avait rien remarqué avant de s'endormir, et il aurait pu mourir sans avoir conscience de sa maladie, si une veilleuse n'avait remarqué la respiration stertoreuse.

Il est très-important de savoir s'il y a seulement infiltration des replis aryténo-épiglottiques (œdème de la

glotte ordinaire des auteurs), ou si l'infiltration a envahi
la muqueuse qui tapisse l'intérieur du larynx (œdème
intralaryngé des auteurs, laryngite sous-muqueuse sous-
glottique de M. Cruveilhier), car, dans ce dernier cas, la
trachéotomie devient encore plus souvent nécessaire. Il
est difficile de résoudre ce problème d'une manière certaine : quelquefois on ne peut que soupçonner la présence
de l'œdème intralaryngé, d'autres fois (rarement) il est
possible d'acquérir la presque certitude de la présence
ou l'absence de cette lésion. Pour arriver au diagnostic,
Sestier donne les signes distinctifs suivants : s'il y a
œdème de la glotte et œdème intralaryngé en même
temps, il n'y a pas de contraste frappant entre la difficulté
de l'inspiration et la facilité de l'expiration ; l'expiration
est aussi gênée ou presque aussi gênée que l'inspiration.

Nous ajouterons que l'examen laryngoscopique permet-
tra de voir si la muqueuse des cordes vocales est le siége
d'une infiltration œdémateuse.

S'il n'y a qu'œdème intralaryngé, on observe les signes
suivants : il n'y a pas le contraste dont nous venons de
parler ; l'inspection ne fait reconnaître d'infiltration œdémateuse ni dans le pharynx, ni à l'épiglotte ; par le toucher, on ne rencontre pas de gonflement des replis aryténo-épiglottiques ; si le malade ressent de la gêne ou de
la douleur, il les rapporte au larynx lui-même et non pas
au pharynx, où il n'éprouve pas là sensation d'un corps
étranger ; la déglutition est ordinairement peu ou point
gênée.

Pour terminer ce qui a trait au diagnostic, nous rappel-
lerons ce que nous avons dit plus haut sur les erreurs de
diagnostic qui ont été commises.

PRONOSTIC.

Comme nous traitons de la *trachéotomie dans l'œdème de la glotte*, et que nous ne faisons pas une monographie de l'*œdème de la glotte*, nous ne dirons, en fait de pronostic, que ce qui a trait à la réussite de l'opération. Pour cela, il est nécessaire que nous donnions des chiffres; aussi renvoyons-nous le lecteur au chapitre consacré à la statistique. Nous dirons seulement ici que le pronostic est subordonné à l'état du malade, antérieur à l'infiltration des replis aryténo-épiglottiques. Ainsi l'œdème de la glotte est moins grave s'il survient chez un sujet bien portant jusqu'alors, et qui n'a été atteint que d'une simple pharyngite ou laryngite, tandis que la gravité est extrême si l'infiltration est consécutive à une altération profonde du larynx (nécrose des cartilages, suppuration, fusées purulentes). Le pronostic est encore plus fâcheux si l'œdème survient chez un sujet profondément débilité par une entéro-mésentérite typhoïde, une variole, etc.

CAUSES.

Comme nous l'avons annoncé dans notre avant-propos, nous exposerons, en ce qui concerne les causes, ce qui a été observé depuis 1852 ; et pour cela, à propos de chaque catégorie de faits, nous commencerons par dire en peu de mots ce que Sestier a écrit *in extenso* dans son traité, puis nous nous donnerons en résumé les observations que nous avons trouvées dans les recueils périodiques, et nous transcrirons en entier les observations inédites.

CHAPITRE PREMIER.

Œdèmes de la glotte reconnaissant pour point de départ une affection du pharynx, de l'œsophage, de la langue, du larynx, ou des tissus placés au devant de ces organes.

I. *Pharynx, œsophage, langue.*

A. *Pharyngite (le larynx étant sain d'abord).*

C'est une des causes les plus fréquentes. Sestier a réuni 56 cas ; nous en avons trouvé 6 autres. Sur les 56, 31 cas ont été observés chez des individus bien portants jusqu'alors, et 25 pendant la convalescence ou dans le cours d'une autre maladie (pneumonie, coqueluche, érysipèle de la face, anasarque consécutive à une maladie organique du cœur, ou à une fièvre intermittente, etc.). Des 6 cas trouvés par nous, 3 sont relatifs à des pharyngites survenues chez des individus bien portants ; le 4e cas se rapporte à un enfant qui se fit une plaie sur une amygdale avec une épine. Les deux autres cas sont survenus chez des sujets malades : l'un était atteint d'une bronchite chronique, et l'autre était convalescent d'une gangrène des extrémités inférieures.

Obs. IX (résumé). — M. Allain Dupré. — *Pharyngite, œdème de la glotte, trachéotomie.* — Enfant de 5 ans. Depuis trois ou quatre jours atteint de légère pharyngite, puis d'enrouement, lorsque des accès de suffocation annoncèrent un œdème de la glotte. — Pendant trois jours, traitement sans résultat, menaces d'asphyxie, trachéotomie. On enlève la canule le huitième jour; l'enfant respire sans difficulté. Le cinquième jour après qu'on a enlevé la canule le malade est emporté par une bronchite.

Obs. X (résumé). — M. Ripoll (*Gazette des hôpitaux*, 1855). — Enfant de 4 ans, épileptique, atteint de bronchite chronique; survient de l'enrouement; amygdales rouges, tuméfiées; trois jours après, suffocation; 6 sangsues. Nonobstant, signes de l'œdème de la glotte; suffocation imminente. Trachéotomie. Le vingt-deuxième jour après l'opération la canule est retirée définitivement; la respiration par le larynx se rétablit. Le soixante-quatorzième jour, mort à la suite d'une récidive, l'opération ayant été refusée cette fois.

Obs. XI (résumé). — M. Peret (*Gazette des hôpitaux*, 1857). — Arabe bien portant, court la campagne par une température de 8° au-dessous de zéro. Congélation des pieds; par suite, larges ulcères gangréneux. Quinze jours après, pendant que la guérison des ulcères était proche, invasion *brusque* d'une laryngite intense *suivie de près* d'une laryngite œdémateuse; suffocation, coma. Trachéotomie. On enlève la canule le onzième jour après l'opération. Guérison complète.

Obs. XII (résumé). M. Kühn (*Kunstliche erœffnung der Obersten Luflwege*). — Un enfant, pendant qu'il mangeait des groseilles à maquereaux, fut pris subitement de suffocation; on trouva une égratignure, une plaie sur une amygdale. Durant quatorze jours, dysphagie, puis suffocation pendant trois jours. — OEdème de la glotte, trachéotomie. — Le vingt-huitième jour après l'opération, l'enfant succombe à une pleurésie.

Obs. XIII (résumé). — M. Bendz, cité par M. Kuhn, *ibid*. — Homme de 24 ans, atteint d'une pharyngite tonsillaire. OEdème de la glotte. Trachéotomie; guérison. — Canule retirée le sixième jour après l'opération.

Obs. XIV (résumé). — M. Gurtner, *ibid*. — Boulanger, 24 ans, atteint d'une pharyngite tonsillaire. — OEdème de la glotte; traitement sans succès. Trachéotomie. — Guérison quatre semaines après l'opération; canule retirée le quatorzième jour.

B. *Abcès des amygdales.* Nous avons trouvé deux cas d'œdème de la glotte consécutif aux abcès des amygdales; Un cas appartient à M. Leudet. (Voir, plus haut, observation VIII.)

Obs. XV (résumé). — M. Worms (*Bulletins de la Société anatomique*, 1860).— Soldat atteint d'un *mal de gorge* qui ne lui permet de se livrer à ses travaux pendant huit jours. Au bout de ce temps, pris subitement de gêne de la respiration, puis d'accès de suffocation; il entre au Gros-Caillou, où l'on se contente de lui donner une potion stibée. Il succombe aux progrès rapides de l'asphyxie.

A l'autopsie, tuméfaction considérable des amygdales, qui ont à peu près le volume d'un œuf de pigeon et dont le tissu est infiltré de pus; un œdème considérable des piliers postérieurs du voile du palais, qui ont un aspect gélatineux. L'épiglotte et les replis aryténo-épiglottiques sont quadruplés d'épaisseur, et l'on voit de petits foyers purulents dans leur tissu sous-muqueux. Dans le larynx l'œdème s'étend jusqu'aux cordes vocales inférieures et forme un bourrelet comparable à celui du paraphimosis. La cavité ventriculaire est presque effacée: la muqueuse trachéale est rouge.

C. *Pharyngite pseudo-membraneuse.* 5 cas, dont 3 survenus dans le cours d'une entéro-mésentérite typhoïde.

D. *Pharyngite gangréneuse,* 3 cas.

E. *Œsophagite, cancer de l'œsophage.*

F. *Glossite phlegmoneuse.*

II. *Maladies du larynx*.

La laryngite est la cause la plus fréquente de l'œdème de la glotte.

A. *Laryngite aiguë proprement dite*, 13 cas.
B. *Laryngite aiguë ulcéreuse*, 4 cas.
C. *Laryngite pseudo-membraneuse*, 3 cas.
D. *Laryngite nécrosique*, 14 cas. (Voir plus loin.)
E. *Laryngite gangréneuse*, 2 cas.
F. *Laryngite chronique proprement dite*, 14 cas.
G. *Laryngite chonique dite tuberculeuse*, 14 cas.,
H. *Laryngite syphilitique*, 17 cas.

I. *Brûlure du larynx* par l'ingestion d'un acide corrosif ou par l'ingestion d'un liquide bouillant.

Tels sont les chiffres donnés par Sestier à propos des maladies du larynx.

Nous présenterons aussi comme ayant donné lieu à l'œdème de la glotte :
1 cas de laryngite aiguë simple (obs. XVI).
1 cas de laryngite aiguë ulcéreuse (obs. XVI bis).
7 cas de laryngite chronique (obs. XVII-XXIII).
6 cas de laryngite syphilitique (obs. XXIV-XXIX).
1 cas de brûlure de la glotte (et du pharynx) par l'acide nitrique (obs. XXXI).
15 cas de brûlure de la glotte par l'eau bouillante.
Nous signalons particulièrement les observations inédites XVI, XXI, XXIV, XXV, XXXIII, XXXIV et XL.

Obs. XVI. — (Cette observation inédite est extraite de la clinique de M. Verneuil, qui a bien voulu nous la communiquer avec une bienveillance parfaite; nous sommes heureux de lui en témoigner ici notre reconnaissance.)

Laryngite simple. Au bout de cinq ou six jours, œdème de la glotte et œdème intra-laryngé. Examen au laryngoscope. Asphyxie. Trachéotomie. Guérison. Canule retirée dix mois après l'opération.—Le 14 juin 1865 est entré dans le service de M. Verneuil, à Lariboisière, un homme qui était dans un état des plus alarmants. Il présentait tous les symptômes de l'œdème de la glotte : fréquence et gêne extrême de la respiration, aphonie presque complète; puis tout à coup augmentation considérable de tous ces symptômes; en un mot, accès de suffocation. L'anxiété est à son comble; le malade fait de bruyants efforts respiratoires; sa face, congestionnée, exprime l'anxiété la plus grande; il se cramponne aux objets qui l'entourent, porte la main au cou comme pour en arracher un lien qui l'étrangle; enfin, épuisé, il se renverse sur l'oreiller sans connaissance, couvert de sueur livide et déjà froid aux extrémités. Au bout de quelques minutes du plus grand calme le patient revient à lui; son état est ce qu'il était avant la suffocation. L'interne de garde envoie chercher M. Verneuil, et prescrit, en attendant, un vomitif, des sinapismes aux extrémités inférieures. La situation ne s'améliore pas sensiblement. Le malade est pris de plusieurs accès de suffocation.

Vers six heures, le chef de service arrive. Il examine le malade au laryngoscope et voici ce qu'il remarque : d'abord deux gros bourrelets du volume d'un crayon ordinaire partant de la base de l'épiglotte, où ils se touchent presque sur la ligne médiane, et divergeant ensuite pour se porter en arrière et en dehors. C'étaient les replis aryténo-épiglottiques considérablement tuméfiés. En dehors de ces bourrelets il aperçoit les deux cordes vocales supérieures, assez grosses et rapprochées pour ne laisser qu'une légère fente entre elles et masquer les cordes vocales inférieures qui, comme on le sait, débordent les supérieures dans l'état normal.

Après l'examen direct l'opération fut pratiquée séance tenante.

Comme on le pense, la respiration se rétablit immédiatement. On apprit alors du malade que depuis cinq ou six jours il était atteint d'une laryngite simple et peu intense ; pas de traces de tubercules ni aucune affection diathésique.

La canule n'a pu être retirée définitivement que dix mois après l'opération. Durant tout ce temps on avait essayé à trois reprises de retirer la canule pour toujours, mais chaque fois on a dû la remettre, parce que la respiration était encore gênée.

Obs. XVI *bis* (résumé). — (*Gazette des hôpitaux*). — Professeur Jobert. — Femme atteinte de fistule vésico-vaginale, entre à l'Hôtel-Dieu pour se faire opérer. Pendant qu'on la préparait à subir l'opération elle fut prise *tout à coup d'accidents du côté de la gorge* (sic), et la mort survint avant qu'on ait pu attaquer la maladie. A l'autopsie, la membrane muqueuse du pharynx et celles du larynx présentent une rougeur vive qu'un filet d'eau ne peut faire disparaître. Au côté gauche du larynx existe une ulcération à fond grisâtre, à bords rouges et relevés. L'épiglotte est enflammée (tuméfiée). Il en est de même de ses ligaments (aryténo-épiglottiques). Le tissu cellulaire environnant est considérablement épaissi, et la glotte est très-rétrécie. La cavité du larynx est remplie de mucosités. Les cordes vocales ont doublé de volume, et leur augmentation voile complétement les ventricules, qu'elles interceptent.

On voit bien qu'il y avait ici œdème intralaryngien en même temps qu'œdème des replis.

Obs. XVII (résumé). — (*Gazette des hôpitaux*, 1861). — M. Nélaton. — Observation publiée par M. Desprès, alors interne du service. — Domestique, 23 ans ; chez elle, pharyngite tonsillaire intense, puis enrouement ; amaigrissement notable. A son entrée à l'hôpital, aphonie, douleur dans le larynx ; rien à l'inspection de la gorge.—Plusieurs vésicatoires sur le cou.

Peu d'amélioration ; cet état dura deux mois.

Un soir, prise subitement de suffocation, tous les signes d'un œdème de la glotte. A quatre heures du matin, une véritable asphyxie. Dans la matinée, M. Nélaton pratiqua la laryngotomie. On dut cautériser le larynx à plusieurs reprises. Un mois après l'opération on retira la canule et l'on put constater alors, grâce au laryngoscope, la présence de quelques bourgeons charnus sur les replis aryténo-épiglottiques et sur les cordes vocales. Deux mois après l'opération, guérison définitive, grâce à un nouveau vésicatoire.

Obs. XVIII (résumé). — M. Ollivier. — (*Bulletins de la Société anatomique*, 1862). — Femme de 23 ans, dans le service de M. Tardieu, enrouée depuis trois ans. Quelques jours avant son entrée à l'hôpital, toux, respiration gênée et sifflante. A son entrée on constate les signes de l'œdème de la glotte. 16 sangsues. Suffocation. Trachéotomie. Le quatrième jour après l'opération succombe à une bronchite. A l'autopsie, on trouve un polype inséré sur une corde vocale inférieure ; replis œdématiés.

Obs. XIX (résumé). — M. Trousseau (*Clinique*, tome I). — Femme de 52 ans ; œdème de la glotte consécutif à une laryngite chronique, asphyxie. Trachéotomie, guérison.

Obs. XX (résumé). — M. Dujardin, de Lille (*Gazette des hôpitaux*, 1856). — Homme de 85 ans. Laryngite chronique datant de deux ans. Passage subit d'un milieu chaud dans un milieu très-froid; frisson, douleur vive au larynx, voix éteinte, toux fréquente, respiration bruyante et pénible, expiration facile; accès de suffocation la nuit, puis le jour et de plus en plus fréquents. Asphyxie. Trachéotomie, guérison.

M. Dujardin mit en pratique un nouveau procédé de trachéotomie. Il appliqua à deux reprises une couche de caustique de Vienne de 5 cent. de longueur et de 6 mil. de largeur, s'étendant depuis la partie inférieure du larynx jusqu'à la fossette sternale. Il produisit une eschare de 6 cent. de longueur et de 12 mil. de largeur. Lorsqu'il pratiqua ensuite l'incision, aucune goutte de sang ne s'écoula, et le malade ne ressentit aucune douleur. L'auteur s'appuie là-dessus pour préconiser ce procédé, à l'effet, dit-il, d'éviter la douleur et l'hémorrhagie ; mais il ajoute aussi qu'au bout de 8 jours l'eschare se détacha et laissa voir une *grande plaie* en suppuration, au fond de laquelle on découvrait les muscles sterno-hyoïdiens *très-bien disséqués,* mais non attaqués par le caustique. Nous pensons qu'on peut parfaitement se dispenser de cette pratique. Pourquoi recourir à un pareil procédé pour se trouver ensuite devant une grande plaie en suppuration, des *muscles disséqués* et une cicatrice inévitablement difforme ? Est-ce pour éviter l'hémorrhagie et la douleur ? Mais nous savons que pendant l'opération de la trachéotomie le patient souffre peu ou point. (Dans bien des cas, il y a anesthésie de la peau, due à ce que l'hématose se fait d'une manière incomplète.) Nous savons également qu'on n'a eu d'hémorrhagie sérieuse que dans des cas rares, lorsque par exemple on a eu affaire à une hypertrophie du corps tyroïde, et dans ce dernier cas on a employé avec avantage l'écrasement linéaire.

Obs. XXI (inédite). — Laryngite chronique (tubercules pulmonaires ?) OEdème de la glotte. Trachéotomie ; guérison. Canule retirée le quinzième jour après l'opération (observation communiquée par mon excellent collègue et ami Folet).

Virginie D..., 37 ans, piqueuse de bottines, entre à la Charité, le 22 janvier 1866, salle Saint-Basile, n° 15, sort le 15 mars.

Cette femme a commencé à tousser il y a huit mois, presque en même temps que les symptômes du côté du poumon est apparu de l'enrouement. Elle a eu alors quelques sueurs nocturnes peu abondantes et a maigri d'une manière assez notable ; elle n'a jamais craché de sang. Au bout de quelques semaines la toux a cessé, mais l'altération de la voix a persisté avec des alternatives de mieux et de pis, sans jamais disparaître complétement. A son entrée à l'hôpital elle ne tousse presque plus, elle n'a plus de sueurs nocturnes. L'enrouement est très-marqué et persistant, la respiration est toujours fatigante. Quand elle a expectoré quelques mucosités elle éprouve du soulagement et peut s'endormir. La malade éprouve une ardeur laryngée constante ; aucune douleur pendant la déglutition ; la pression du larynx entre les doigts est douloureuse. A l'auscultation des sommets on trouve de l'expiration soufflante sous la clavicule droite, rien à gauche. L'appétit est conservé, l'état général assez satisfaisant.

Interrogée avec soin au point de vue de la syphilis, elle ne présente dans les antécédents absolument rien qui puisse faire admettre la nature spécifique de sa laryngite.

Le lendemain de son entrée, à la visite du soir, la malade se plaint d'une suffocation beaucoup plus intense que d'habitude. Dans la nuit, je suis appelé près d'elle ; elle présente des symptômes d'asphyxie très-alarmants. L'inspiration est pénible, sifflante, presque impossible ; l'expiration est libre ; anxiété extrême, lèvres bleues, sueurs froides, etc. J'introduis le doigt au fond de la gorge pour constater par le toucher la tuméfaction des replis aryténo-épiglottiques, mais je ne puis parvenir à les sentir nettement.

La trachéotomie est immédiatement décidée, et je la pratique sur-le-champ avec l'aide de deux de mes collègues. La malade perd fort peu de sang. Dès que la canule est placée, tous les symptômes d'asphyxie disparaissent. Le lendemain et le jour suivant, la malade va très-bien, elle respire parfaitement par la canule, elle a de l'appétit et n'accuse aucune douleur.

Le 26, la canule est changée. Deux jours plus tard j'essaye d'enlever la canule, mais la malade est aussitôt prise de dyspnée et je suis obligé de la replacer immédiatement. Une seconde tentative faite quatre jours plus tard n'aboutit pas davantage. Ce n'est que le 7 février que je puis enlever la canule sans voir survenir d'étouffement.

A partir de ce jour la guérison marche rapidement. J'engage la malade à s'habituer à respirer par le larynx en bouchant avec le doigt la plaie de la trachéotomie. Cette manœuvre amène d'abord un peu d'étouffement, mais en quelques jours elle est très-bien supportée, sans dyspnée et pendant un espace de temps de plus en plus long.

Le 20 février, la plaie du cou est presque fermée, la malade respire très-bien, la voix revient un peu.

Le 1er mars, la plaie cervicale est tout à fait fermée, la respiration se fait parfaitement par le larynx ; la voix est assez nette, beaucoup plus claire que lors de son entrée. La malade ne tousse plus du tout et a repris de l'embonpoint.

Elle sort le 15 mars. Malgré sa promesse de venir nous donner de ses nouvelles, elle a été complétement perdue de vue.

Obs. XXII (résumé extrait du livre de M. Kühn). — *Ulrich Türck.* — Femme de 38 ans, atteinte de laryngite chronique, œdème de la glotte. Trachéotomie ; guérison (1851).

Obs. XXIII. — *Ibid.* — *Guntner.* — Femme de 60 ans atteinte de laryngite chronique. Après le quatrième mois, œdème de la glotte, asphyxie. Trachéotomie ; guérison.

Obs. XXIV (inédite). — Syphilis, laryngite ulcéreuse, œdème de la glotte. Trachéotomie ; guérison. Examen au laryngoscope. (Observation rédigée d'après les notes que M. Peter a bien voulu mettre à ma disposition ; je le prie de recevoir ici l'expression de ma gratitude.)

B... (Catherine), âgée de 44 ans, journalière, entrée le 16 mai 1865 à l'Hôtel-Dieu, service de M. le professeur Piorry.

D'après ce qu'elle raconte, voici quels seraient les antécédents de cette malade : bien réglée et bien portante jusqu'à il y a six ans. Depuis cette époque (1859) elle tousse et elle est mal réglée. Il y a un an elle a commencé à être enrouée de temps en temps. Depuis neuf mois elle est devenue complétement aphone ; en outre, elle se plaint d'éprouver une sensation d'étouffement pendant et après la déglutition des aliments solides. Sur la face antérieure du sternum on trouve une grosseur dure et bosselée, non adhérente à la peau ; sur le dos, des cicatrices ayant toutes les apparences des traces que laissent les syphilides. Pressée de question, la malade avoue avoir eu des *boutons* sur le corps.

Respiration pénible, l'inspiration surtout ; la malade est obligée de rester continuellement assise.

Sur l'invitation de M. Piorry, M. Krishaber examine la malade au laryngoscope, et voici ce qu'il trouve : le bord droit de l'épiglotte détruit en partie par une ulcération, le bord gauche tuméfié, œdématié ; replis aryténo-épiglottiques également tuméfiés et œdématiés, le droit surtout; ils ne permettent de voir que la partie postérieure de la glotte et la partie postérieure de la corde inférieure droite; dans tout le reste de leur étendue, les replis aryténo-épiglottiques rétrécissent d'une manière notable l'orifice supérieur du larynx.—*Proto-iodure de mercure, 0,03; iodure de potassium, 2 grammes.*

21 mai. On pratique, grâce au laryngoscope, deux scarifications sur le repli aryténo-épiglottique droit, et une seule, mais plus profonde, sur le repli gauche.

Le 22, respiration plus libre de beaucoup.

Le 24, accumulation de mucosités dans la gorge, ce qui rend la respiration plus pénible qu'avant les scarifications.

Le 25, il n'y a plus de dyspnée; la malade peut respirer facilement, même couchée, ce qu'elle ne pouvait pas faire auparavant; salivation abondante, gencives molles, liséré.

Le 26, suppression du traitement mercuriel. — *Chlorate de potasse, 4 grammes dans un julep gommeux.*

Le 28, mieux. On donne deux potions d'aliments.

Le 29, salivation réduite à peu de chose; liséré des gencives disparu; voix nette, bien que toujours étouffée.

Le 30, voix plus éteinte encore; oppression.

1er juin, mieux.

Le 2, voix toujours voilée, mais la dyspnée est diminuée de beaucoup.

Le 3, dyspnée de nouveau augmentée.

Le 4, la dyspnée est toujours croissante.

Les 5 et 6, *idem.*

Le 8, à trois heures du matin, un accès de suffocation très-intense; à six heures, un autre accès. A la visite du matin, la malade est cyanosée et respire avec la plus grande peine. En présence de l'imminence de l'asphyxie, on prie M. Maisonneuve de pratiquer la trachéotomie. L'opération est exécutée avec beaucoup de peine, parce que la trachée est rétrécie et située profondément. Hémorrhagie en nappe après l'opération. On ne réussit à arrêter le sang qu'à midi, et cela grâce à des plumasseaux de charpie imbibés de perchlorure de fer qu'on mit autour de la canule et sur les bords de la plaie; l'agaric n'avait rien fait.

Le soir, respiration calme, sommeil tranquille; seulement la malade n'avale un peu de vin qu'avec beaucoup de difficulté.

A minnit, elle rend par la bouche un peu de sang.

Le 9, boit plus facilement, mais elle est prise après d'un petit accès de toux. Dans la journée, expulsion de caillots par la canule.

Les 10 et 11, pas de fièvre, respiration libre par la canule.

Le 13 et jours suivants, amélioration du larynx. — On reprend le traitement mercuriel; on cautérise l'épiglotte par la plaie du cou.

Le 22, on retire la canule dans la journée; le mieux continue.

2 juillet, sortie guérie.

Obs. XXV (inédite). — Syphilis; gomme du pharynx; œdème de la glotte; asphyxie. Trachéotomie. Résultat satisfaisant d'abord, plus tard mort subite le trente et unième jour après l'opération. Autopsie. (Observation due à l'obligeance de mon excellent collègue et ami M. Lachapelle.)

R... (Rosalie), 28 ans, domestique, entrée, le 9 avril 1864, à l'hôpital Lourcine, salle Saint-Bruno, n° 17, service de M. Bauchet. — Réglée à 20 ans, menstrues régulières, écoulement assez abondant, sang pâle; pas de leucorrhée, pas d'enfants. Elle se dit malade depuis environ un mois. A l'examen on trouve : grandes lèvres œdématiées, la droite plus que la gauche; petites plaques muqueuses multiples disséminées à la face des grandes et petites lèvres; plusieurs papules rouges, sèches, légèrement indurées sur la région pubienne; adénopathie bi-inguinale, multiple, indolente; rien dans l'arrière-bouche. Depuis quinze jours, inappétence, lassitude dans les membres; souffle anémique dans les vaisseaux du cou.—Une pilule de proto-iodure de mercure de 0,03; *vin de quinquina; cautérisation des plaques muqueuses avec la solution de nitrate d'argent au trentième.*

23 avril. Dit avoir mal à la gorge; le pilier antérieur droit est rouge, œdématié. — *Gargarisme aluminé; pédiluves sinapisés.*

Le 25, elle souffre davantage; la rougeur de la gorge est encore plus marquée au point indiqué plus haut. — *Suppression du mercure; ipéca; gargarisme émollient.*

Le 29, un peu de mieux; déglutition plus facile.

6 mai. La douleur du pharynx est revenue. A l'examen on trouve sur le pilier antérieur droit une ulcération large d'environ 4 millimètres; elle est cautérisée au crayon.

Le 8 mai, l'ulcération s'est un peu agrandie; elle est creusée, anfractueuse; on y logerait une aveline; son fond est gris noirâtre, d'apparence diphthéroïde. Les accidents vulvaires ont disparu complétement. Pour M. Bauchet, il y a là une évolution rapide des accidents syphilitiques; il croit avoir affaire à une gomme ulcérée. MM. Verneuil et Simonnet, consultés, partagent cette opinion.— *Cautérisation à la teinture d'iode; reprise du traitement mercuriel.*

Le 12, mieux considérable, l'ulcération s'est détergée, la malade a repris de l'appétit.

Le 19, elle dit souffrir encore beaucoup de sa gorge; les piliers sont un peu rouges, œdémateux. — *Insufflations d'alun.*

Le 23, un violent frisson hier soir. Ce matin, téméfaction et empâtement du cou, surtout à droite; respiration gênée; douleur dans les côtés de la poitrine; rien à la percussion, rien à l'auscultation.

Le 24, exagération des symptômes, qui vont augmentant jusqu'au 3 juin, dyspnée, sifflement trachéal à l'inspiration.

4 juin. Deux accès de dyspnée très-violents cette nuit; la face est cyanosée, le pouls petit et fréquent.

M. Verneuil, auquel M. Bauchet demande un avis, propose l'examen laryngoscopique. Cet examen est pratiqué sur-le-champ très-facilement à l'aide de la lumière solaire, et il est très-bien supporté par la patiente. M. Verneuil constate le gonflement œdémateux des replis aryténo-épiglottiques, qui laissent encore entre eux un espace de 5 à 6 millimètres. Il annonce cependant que la trachéotomie sera probablement indispensable vers cinq ou six heures du soir et qu'on fera bien de réunir les instruments nécessaires. En effet, les accès de dyspnée se sont répétés dans la journée, et vers six heures l'un d'eux est devenu très-menaçant. On prévient M. Bauchet; mais, empêché, il faut prier M. Verneuil de faire l'opération, qui est pratiquée à huit heures du soir. Perte de sang abondante. A onze heures, prostration extrême, mais elle respire bien.

Le 12. Va aussi bien que possible, le pharynx ne présente plus trace d'inflammation; la canule intérieure est enlevée deux fois par jour par l'interne du service.

Le 15, on enlève la canule pendant quelques heures.

Le 19, suppression de la canule. Les bords de la plaie sont rapprochés et *presque* réunis le 26.

Le 27, la malade a été reprise d'étouffement. Cette nuit, la trachée est rouverte et la canule replacée.

2 juillet. Malgré l'ouverture trachéale, la malade se plaint de gêne de la respiration; pas de fièvre; rien à la percussion ni à l'auscultation qui puisse expliquer la dyspnée. La malade retire elle-même la canule ces jours-ci, la nettoie et se la remet.

Le 3, pendant qu'elle nettoyait la canule, la malade a été prise d'une quinte de toux à la suite de laquelle elle a rendu par la plaie trachéale la valeur d'une cuillerée à soupe de pus bien lié.

Le 5, elle meurt subitement le matin, assise sur son lit, occupée à nettoyer sa canule.

Autopsie 24 heures après la mort.—Replis aryténo-épiglottiques légèrement œdématiés. Immédiatement en arrière du point où siégeait le tubercule développé dans le pilier antérieur se trouve une petite ulcération linéaire à bords grisâtres d'environ 1 centimètre d'étendue, cachée à l'examen du pharynx par la base de la langue, et dans laquelle un stylet pénètre très-facilement pour aller ressortir dans la trachée par une ouverture arrondie à bords noirâtres. Cette partie sphacelée de la muqueuse se trouve située juste au niveau du point que venait de toucher l'extrémité inférieure de la canule. Tout ce trajet, dont une première partie longe le bord droit du larynx, et la seconde se trouve située entre la trachée et l'œsophage, présente une coloration grise marbrée. Il est tapissé de produits pseudo-membraneux de consistance pulpeuse. Au-dessous de l'ouverture inférieure de ce trajet la muqueuse trachéenne est soulevée et forme dans l'intérieur du conduit (de la trachée) une saillie qui en obstrue presque complétement la lumière. En pressant légèrement avec le doigt cette petite tumeur, au niveau de laquelle la muqueuse n'a subi aucune altération, on fait refluer son contenu en partie dans le trajet fistuleux et en partie dans la trachée. Incisée dans toute sa hauteur, qui mesure 15 millimètres, elle laisse écouler du pus bien lié. Sa cavité, dont le pourtour est limité latéralement à la portion membraneuse du conduit respiratoire, sans s'étendre jusqu'aux anneaux (*restés intacts*), présente une coloration rosée qui contraste avec l'état sanieux signalé plus haut du trajet situé au-dessus.

Observation intéressante à plus d'un titre. Nous signalons surtout au lecteur l'examen laryngoscopique. Grâce au miroir laryngien, on a pu *voir* l'œdème des replis aryténo-épiglottiques, on a pu *prédire* l'heure à laquelle la trachéotomie deviendrait indispensable. Certes, bien que la malade ait succombé, la conclusion est ici en faveur de la trachéotomie. Elle a vécu trente et un jours! Quant à la cause probable de la mort, deux suppositions nous paraissent admissibles : l'abcès s'étant ouvert brusquement a pu étouffer la malade, ou bien encore, la poche purulente, distendue outre mesure par le pus venu du trajet supérieur, a obstrué la lumière de la trachée.

Obs. XXVI (résumé). — M. Pénard (*Union médicale*, 1853).— Femme de 25 ans; syphilis; bronchite aiguë entée sur un *asthme chronique;* voix enrouée, larynx douloureux à la pression; accès de dyspnée. (*Sangsues*, etc.) Neuf jours après son entrée à l'hôpital on constate les signes d'un œdème de la glotte. Malgré une seconde application de sangsues, la dyspnée fait des progrès; agonie, résolution des membres, mort apparente. Trachéotomie. On rappelle la respiration, la malade recouvre sa connaissance. Le neuvième jour après l'opération on enlève la canule. La cicatrisation a été prompte, la guérison définitive, grâce au traitement antisyphilitique.

Obs. XXVIII (résumé). — M. Ed. Labbé (*Bulletins de la Société anatomique*, 1857). — Femme, 34 ans, atteinte de syphilis; laryngite depuis plusieurs mois; arrivée à l'hôpital avec de la dyspnée, inspiration sifflante, suffocation. On constata à droite de l'épiglotte une ulcération à bords indurés et un gonflement du repli aryténo-épiglottique de ce côté. Les deux ou trois jours suivants, la respiration se faisant plus facilement, on différa la trachéotomie. Dans la nuit du sixième jour qui suivit son entrée, la malade fut prise d'une suffocation si rapidement mortelle *qu'on n'eut pas le temps de lui porter secours.* A l'autopsie, outre l'œdème des replis aryténo-épiglottiques, on trouva que le cartilage aryténoïde droit, complétement luxé, était tombé dans la glotte et l'obturait; l'articulation crico-aryténoïdienne, remplie de pus, s'ouvrait dans une large ulcération; les cartilages voisins étaient dénudés.

Ce cas ne nous montre-t-il pas que, dès les premières menaces d'asphyxie, il faut opérer? — On a de grandes chances de guérir ensuite la lésion du larynx.

OBS. XXVIII (résumé). — M. Trousseau (*Clinique*, tome I). — Homme âgé de 58 ans, entre, en 1858, dans le service de Legroux pour une laryngite syphilitique. Une nuit, survient subitement un œdème de la glotte, asphyxie imminente. Trachéotomie; guérison. Canule enlevée le troisième jour après l'opération.

OBS. XXIX (résumé extrait du livre de M. Kühn). — M. de Méric (*Lancette*, 1859). — Femme de 19 ans; laryngite syphilitique, œdème de la glotte. Trachéotomie; guérison.

OBS. XXX (*ibid*). — M. Watson (*Edinb. med. Journal*, 1859). — Enfant de 2 ans 3 mois; brûlure du larynx, œdème de la glotte. Trachéotomie; guérison.

OBS. XXXI (*ibid*). — M. Lawfort (*Britisch med. Journal*, 1859). — Brûlure avec l'acide sulfurique, œdème de la glotte. Trachéotomie, guérison.

OBS. XXXII. — (*Gazette hebdomadaire*, 1860). — *Statistique des hôpitaux de Londres*. — Quatorze cas de brûlure de la glotte chez des enfants âgés de 1 à 5 ans; œdème de la glotte. Trachéotomie pratiquée presque toujours *au moment de l'asphyxie imminente*.

Trois guérisons seulement. On ne dit pas si les enfants étaient bien portants ou malades avant l'accident.

On sait qu'en Angleterre on observe assez souvent, sur des enfants, des brûlures de la glotte par la vapeur bouillante. Cela vient de ce que l'usage du thé y est très-répandu; de plus, dans les hôpitaux d'enfants, on laisse auprès des malades des veilleuses destinées à entretenir les boissons chaudes. Le plus souvent, la vapeur seule paraît avoir été inspirée, le goulot étant plus ou moins introduit dans la bouche; d'autres fois le flot du liquide, qui sort brusquement du goulot, paraît avoir pénétré en partie dans le pharynx et jusque sur le sommet du larynx, avant que le pourtour musculaire de l'isthme guttural et les parois de la bouche aient eu le temps de se contracter, pour lui fermer le passage et l'expulser.

III. — *Œdème de la glotte occasionné par la présence de diverses lésions dans les tissus voisins du larynx.*

48 cas présentés par Sestier, 3 cas recueillis par nous.

A. *Infiltrations et suppurations.*

Infiltration purulente dans le tissu cellulaire du cou, 14 cas.

Brûlure de la face et du cou, 1 cas.

Suppuration circonscrite contre les parois du larynx, 4 cas.

Suppuration circonscrite derrière la membrane thyroïdienne, 4 cas.

Infiltration sanguine des replis aryténo-épiglottiques, 5 cas, dont 2 à la suite d'une plaie du cou et 3 survenus spontanément.

Infiltration de sérosité dans le tissu cellulaire du cou, tantôt symptomatique d'une maladie du cœur, tantôt par compression des vaisseaux veineux, scarlatine, etc., 10 cas.

B. *Tumeurs cervicales extra-laryngées.* Les tumeurs inflammatoires (parotides, adénites), cancéreuses, tuberculeuses, les goîtres, la pustule maligne, peuvent, quand elles siégent dans le voisinage du larynx, déterminer ou

favoriser l'infiltration séreuse des replis aryténo-épiglottiques.

Nous avons trouvé aussi trois cas de phlegmon du cou ;
les voici :

Obs. XXXIII (inédite). — (Observation extraite de la *Clinique* de
M. Verneuil). — Fluxion dentaire ; phlegmon du cou ; œdème de la
glotte. Mort avant qu'on ait eu le temps d'opérer.

Un vieillard de constitution robuste se fit extraire une petite mo-
laire gauche inférieure. Onze jours après, une fluxion volumineuse se
manifesta à la joue gauche, puis le gonflement gagna la région sus-
hyoïdienne du même côté. Bientôt on constata en ce point une tumeur
rouge, diffuse, mollasse, crépitante au toucher ; c'était un phlegmon
gangréneux. Une large incision pratiquée donna issue à quelques
gouttes de pus, à des gaz infects et amena une légère amélioration.
Mais dès le lendemain toute la région sus-hyoïdienne était envahie, la
langue était soulevée par le gonflement œdémateux du plancher de la
bouche. Il y avait aussi un léger délire tranquille. La vie du malade
était en danger. Une seconde incision fut pratiquée. Le soir, quelques
heures après sa visite, M. Verneuil fut appelé en toute hâte. A son
arrivée, il ne trouva plus qu'un moribond ; le cou était gonflé et très-
dur, œdématié dans toute sa partie antérieure ; la langue soulevée et
immobile, la parole nulle ou à peu près ; la dyspnée extrême indiquait
que le malade allait suffoquer ; il y avait cette inspiration bruyante,
pénible et longue, suivie d'une expiration brusque et saccadée, relativement facile, telle que Bayle l'a décrite ; le pouls fréquent et petit,
l'intelligence conservée.
N'ayant pas été prévenu de cette complication, M. Verneuil n'avait
pas avec lui d'instruments de trachéotomie. Il se retira dans une pièce
voisine avec le fils du malade et un confrère pour prendre une résolution. Après qu'on eut agité la question de la trachéotomie, le confrère,
qui demeurait dans le voisinage, propose d'aller chez lui chercher une canule, quand le domestique appelle tout le monde précipi-
tamment. On entre, le malade était mort.

Obs. XXXIV (inédite). — (Observation due à l'obligeance de mon excellent collègue et ami M. Lannelongue). — Choléra, œdème de la glotte. Trachéotomie; mort.

Femme de 38 ans, entrée, le 7 novembre 1865, à l'hôpital Beaujon, dans le service de M. Sée. Elle guérit de son choléra; la réaction s'effectue bien. Au début de la convalescence, il lui survient dans la région parotidienne un gonflement qui disparaît rapidement; mais le lendemain la langue se gonfle, se tuméfie, elle acquiert un volume considérable; écoulement de salive continuel par la bouche, ce qui fatigue beaucoup la malade; gêne de la respiration; la phonation est troublée, car la malade pousse des sons très-distincts, mais elle ne peut les articuler. Il existe un léger gonflement dans la région sous-hyoïdienne. Pas de fièvre. Le lendemain, le volume de la langue est devenu extrêmement considérable; la malade ne peut plus parler. Elle a eu dans la matinée un accès de suffocation. On la fait vomir, et elle n'est pas améliorée.

On lui pratique, à onze heures du matin, quatre longues scarifications sur la face dorsale de la langue qui donnent lieu à un écoulement de pus et de sang. Amélioration immédiate. L'aphonie est complète. Vers une heure de l'après-midi, la malade est prise d'un nouvel accès de suffocation, et jusqu'à trois heures elle en a plusieurs. A ce moment elle est insensible, sa respiration très-embarrassée. M. Lannelongue pratique la trachéotomie. L'opération, ainsi que les incisions sur la langue n'ont amené qu'une très-légère amélioration. La malade a pris un peu de bouillon, a respiré à son aise pendant deux à trois heures, puis de nouveaux accès de suffocation l'ont fait succomber.

Autopsie. Langue infiltrée de sérosité purulente; de petits foyers siégent dans l'épaisseur des muscles de cet organe; d'autres petits foyers de 1 ou 2 centimètres de diamètre où le pus est concret et contenu dans les cavités bien limitées; la base de la langue surtout présente cet état. Les replis aryténo-épiglottiques sont infiltrés par une sérosité d'une certaine consistance; ils obstruent presque complétement l'orifice supérieur du larynx.

Obs. XXXV. — M. Lannelongue (*Bulletins de la Société anatomique,* 1865). — Phlegmon du cou. Trachéotomie; mort. — Le nommé Hurel (Victor), âgé de 48 ans, cocher, s'est présenté, le 31 décembre 1864, au soir, à l'hôpital Beaujon. Il a beaucoup de fièvre, de la difficulté pour avaler, de la gêne de la respiration ; il peut néanmoins raconter à la sœur qu'il a été exposé à un refroidissement subit.

Le 1er janvier, il est dans l'état suivant : gêne considérable de la respiration ; depuis quatre heures du matin, deux accès de suffocation ; voix éteinte, coloration violacée des lèvres et de la peau du visage, insensibilité ; il existe au cou, dans la région sous-hyoïdienne, un gonflement considérable de toute cette région ; ce gonflement a pour limites latérales les sterno-mastoïdiens ; œdème dur et coloration rouge peu marquée au nivean du gonflement ; le cou paraît très-large, et la tête semble reposer sur la région sous-hyoïdienne ; pas de fluctuation annonçant un foyer distinct. Le malade expectore avec difficulté une quantité considérable de sérosité spumeuse blanchâtre.

La trachéotomie devient urgente. Pendant l'opération, qui n'a présenté aucun incident particulier, il sort quelques grammes de pus lors de l'incision de l'aponévrose. L'opération est d'ailleurs suivie d'un soulagement immédiat. Mais le vin et tous les aliments présentés au malade sont immédiatement rejetés.

1er janvier, au soir. Le pouls est très-fréquent, le malade est anxieux Dans la nuit, un peu de délire.

Le 2, la respiration est embarrassée, le pouls très-fréquent, à 128 ; un vomitif, le gonflement du cou est plus marqué que la veille. Le soir, le malade s'éteint. Il sort par la canule une quantité énorme de sérosité.

Autopsie. Pus disséminé sous l'aponévrose profonde du cou formant de petits foyers dans les interstices des muscles ; dans l'épaisseur des muscles il y a encore du pus ayant le même aspect que celui que l'on trouve sous la peau lorsqu'on fait des incisions à un phlegmon diffus ; il existe également du pus en arrière et au pourtour de l'œsophage jusque dans le médiastin postérieur ; le calibre de ce conduit semble très-diminué par la contracture des fibres musculaires qui la forment ; *œdème de la glotte ;* les replis sont gonflés, infiltrés de sérosité ; rougeur de la muqueuse qui les forme ; les replis sont tellement rapprochés qu'i existe à peine après la mort une ouverture pouvant laisser passer une plume d'oie.....

Voilà deux cas de phlegmon du cou compliqués d'œdème de la glotte et terminés par la mort malgré la trachéotomie. Faut-il en conclure que le phlegmon du cou soit toujours mortel et que la trachéotomie soit inutile ? Non. Il résulte de la discussion soulevée à la Société anatomique, par la présentation de M. Lannelongue, que si le phlegmon du cou est une affection des plus graves, il est susceptible toutefois de guérison. Ainsi M. Giraldès a eu un cas de guérison sur deux. Zillner (cité par M. Fritz) dit n'avoir eu qu'un mort sur six malades atteints du phlegmon du cou ; Blosberg rapporte trois cas de guérison.

Il est vrai que dans la variété de phlegmon du cou, terminé par l'infiltration purulente des muscles, il y a excessivement peu de chances de guérison ; mais, comme ce n'est qu'à l'autopsie que l'on constate, dans la grande majorité des cas, l'infiltration purulente des muscles profonds, et que par conséquent on ne peut savoir, du vivant du malade, si le phlegmon guérira ou non, il faut toujours pratiquer la trachéotomie en cas d'œdème de la glotte.

CHAPITRE II.

Affections autres que celles du pharynx, du larynx et des tissus voisins.

L'œdème de la glotte est survenu dans le cours des maladies suivantes :

Broncho-trachéite, 2 cas.

Grippe, 1 cas.

Pneumonie, 9 cas ; convalescence, 1 cas.

Dans 3 cas de pneumonie sur 9 on a administré le tartre stibié à haute dose. Quand on pense que l'émétique à haute dose donne lieu à des ulcérations de l'œsophage et du pharynx, on peut se demander si ce médicament n'a pas contribué en partie à la production de l'œdème de la glotte.

Gangrène pulmonaire, diffuse ou circonscrite, 3 cas.

Pleurésie, 1 cas.

Tubercules pulmonaires, 4 cas ; sans compter 14 cas survenus à la suite d'une laryngite chronique dite tuberculeuse, cités plus haut.

Maladies organiques du cœur, 5 cas.

Anévrysme de la crosse de l'aorte, 2 cas.

Convalescence de congestion cérébrale, 2 cas.

Arthrite rhumatismale, 2 cas.

Érysipèle, 6 fois (Bouillaud, Lailler).

Disparition brusque d'un eczéma du cuir chevelu, 1 cas.

On a mis tant de maladies sur le compte de la suppression des dartres !

Convalescence de la rougeole, 1 cas

Convalescence de la scarlatine, 5 cas, dont 4 dans le cours de l'anasarque consécutive.

Miliaire, 1 cas.

Morve, 2 cas.

Convalescence du choléra, 1 cas. (Voir aussi l'observation XXXIV.)

Cachexie paludéenne, 3 cas.

Cachexie scorbutique, 1 cas.

Convalescence de fracture, 4 cas.

Grossesse avancée, 2 cas.

Anasarque, 20 cas. Dans 2 cas seulemeent on n'a pas trouvé de trace de laryngite. On peut donc dire, d'une manière générale, que l'œdème du larynx, pour se développer sous l'influence de l'anasarque, exige presque constamment l'intervention d'une phlegmasie du pharynx, du larynx ou des autres tissus voisins.

Variole et convalescence, 2 cas.

Fièvre typhoïde (voir l'article suivant).

A part les cas énumérés (observés avant 1852), nous avons trouvé aussi 2 cas d'érysipèle et 3 cas de variole; les voici :

Obs. XXXVI (résumé). — Aubin Hardhen (*Lancette anglaise;* — *Gazette de hôpitaux,* 1865). — Femme de 70 ans; érysipèle du cuir chevelu et de la face; dysphagie, dyspnée; puis arrivent rapidement tous les symptômes d'un œdème de la glotte. Trachéotomie; canule retirée huit jours après l'opération; guérison.

Obs. XXXVII (résumé). — (*Gazette hebdomadaire,* 1864). — Homme de 31 ans atteint d'érysipèle de la face du cuir chevelu ; le quatrième jour, l'inflammation envahit les fosses nasales, le pharynx et le larynx; dyspnée extrême; trachéotomie; mort le cinquième jour après l'opération. On ne dit pas ce qu'on trouva à l'autopsie.

Obs. XXXVIII. — M. Trousseau (*Clinique,* tome I). — Jeune homme atteint de variole; éruption très-confluente dans le pharynx et le larynx. Vers le dixième jour, il succombe en quelques heures, suffoqué par l'œdème varioleux de la glotte. Pas d'autopsie.

Obs. XXXIX. — M. Trousseau (*ibid.*) — Jeune homme atteint de variole confluente; pharyngite; pendant la convalescence nombreux furoncles et abcès sous-cutanés; bronchite aiguë ensuite et pleurésie légère. Après la guérison presque définitive de la bronchite et de la pleurésie, début subit d'œdème de la glotte. « A quatre heures du soir, les accidents avaient pris une intensité si formidable que la religieuse de la salle ayant envoyé chercher l'aumônier avant l'interne de garde, celui-ci arriva quand le malade était mort. »

Obs. XL (inédite). — (Note communiquée par mon excellent collègue Hemey, interne dans le service de M. Vigla.)

Au commencement de cette année, X... est entré au n° 9 de la salle de l'Ange-Gardien. Il présentait les signes d'une variole bénigne.

Le sixième jour de la maladie, X... se plaint de souffrir de la gorge, plus que ne le font habituellement les varioleux. A l'inspection, on trouve que son pharynx est couvert de pustules. Le septième jour au matin, il dit encore souffrir beaucoup *de la gorge;* la voix n'est nullement altérée. Dans la nuit suivante, à trois heures du matin, le veilleur s'aperçoit que le malade suffoque. On n'avertit pas l'interne de garde, mais on fait venir l'aumônier. Au bout de moins d'une heure X... succombe. A l'autopsie, on trouve tous les caractères d'un œdème des replis aryténo-épiglottiques. Pustules varioliques sur la muqueuse laryngée et trachéale.

Cette observation a beaucoup d'analogie avec la précédente.

Obs. XLI. — M. Kühn (*loc. cit.*) donne le résumé de treize observations d'œdème de la glotte primitif. Ne sachant pas à quelle maladie les rattacher, nous les mettons à part tout en protestant contre le terme *primitif,* parce que, comme nous l'avons dit, l'œdème de la glotte est toujours précédé d'inflammation. (Nous avons cité trois exceptions.) Sur treize cas d'œdème opérés, il y a eu huit guérisons.

DE LA LARYNGITE NECROSIQUE.

Périchondrite laryngée, typhus laryngé, laryngo-
typhus, ulcère laryngé typhique.

Dans ces dernier temps on a décrit sous ces noms
des lésions du larynx survenues dans la syphilis, les
fièvres éruptives et surtout la fièvre typhoïde. Voici
quelles sont ces lésions : des ulcérations de la muqueuse
laryngée, des abcès développés sous le périchondre, la
dénudation et la nécrose des cartilages, et enfin l'œ-
dème de la glotte.

Les auteurs qui ont publié en France quelques mémoires sur ce sujet ont rendu compte surtout des travaux
qui avaient paru dans les pays d'Outre-Rhin. On a rap-
porté les opinions des auteurs allemands sur la nature
des lésions laryngées, et l'on n'a cité comme auteurs
français que MM. Louis, Chomel et Andral ; ces il-
lustres médecins n'ont pourtant décrit que les ulcérations de la muqueuse pharyngo-laryngée. De sorte qu'en
lisant les mémoires publiés dans ces dernières années
on serait porté à croire qu'avant les auteurs allemands
(Rokitansky, Wunderlich) personne n'avait encore décrit en France la laryngite nécrosique. Et cependant
M. Bouillaud, en 1825 (*Archives générales de médecine,*
journal complémentaire des sciences médicales), et
M. Cruveilhier, quelque temps après, donnaient des
exemples de laryngite consécutive à la fièvre typhoïde,
compliquée d'inflammation du tissu cellulaire sous-
muqueux et du périchondre, de caries des cartilages, etc.
On-trouve là la description complète de ce qu'on a

appelé laryngite nécrosique ou périchondrite laryngée.

Pour faire donc l'histoire de la laryngite nécrosique il faut remonter à 1825.

Et d'abord tout le monde sait qu'on voit fréquemment dans la fièvre typhoïde une pharyngite érythémateuse ou simple, surtout dans la forme dite thoracique. Les investigateurs n'ont pas tardé à trouver quelque chose de plus qu'une inflammation *simple*.

M. Louis a rencontré dans le thorax des sujets morts de la fièvre (dans le sixième des cas) des ulcérations tantôt simples, tantôt compliquées d'infiltrations purulentes du tissu cellulaire sous-muqueux. La muqueuse de l'épiglotte était souvent ulcérée, quelquefois épaissie, rouge à son pourtour, et même détruite dans toute son épaisseur. Dans le larynx, les ulcérations étaient moins fréquentes que dans le pharynx et sur l'épiglotte. Une fois l'aryténoïde était dénudé. (*Recherches anatomiques, pathologiques et thérapeutiques, sur les maladies connues sous le nom de fièvres typhoïdes*, etc. 1828 et 1841).

Mais, pour reprendre l'ordre chronologique, revenons à MM. Bouillaud et Cruveilhier, et qu'il nous soit permis de reproduire quelques passages des mémoires publiés par ces auteurs.

M. Bouillaud, en parlant d'un sujet mort à la suite d'une laryngite survenue pendant la convalescence d'une entéro-mésentérite typhoïde, donne les détails anatomiques suivants : « Abcès qui fait en quelque sorte le tour du cartilage cricoïde, lequel est *dénudé*, et pour ainsi dire *disséqué*. Après avoir donné issue au pus, on a vu de chaque côté de la cavité du larynx une excavation pouvant loger une aveline, et dont la surface est lisse et muqueuse. Les muscles crico-aryténoïdiens,

disséqués comme le cartilage cricoïde, avaient une couleur verdâtre. Ces muscles, ainsi que le tissu cellulaire
sous-muqueux et intermusculaire, étaient épaissis, lar-
dacés, et je ne pus y découvrir aucune trace de nerfs.
Le muscle aryténoïdien et ses filets nerveux étaient, au
contraire, bien conservés : ces derniers s'épanouissaient
dans le muscle tyro-aryténoïdien et les lèvres de la
glotte. Les articulations des cartilages aryténoïdes avec
le cricoïde étaient entièrement détruites par le travail
d'érosion, de *carie* et de suppuration... Le malade auquel
se rapporte le cas ci-dessus, après avoir éprouvé pendant
plus d'un mois les symptômes d'une laryngite chronique, avait fini par succomber au milieu d'*accidents
de suffocation.*

Sans doute les altérations des cartilages, la présence
du pus, étaient des causes mécaniques qui contribuèrent
pour beaucoup au développement des phénomènes as-
phyxiques; mais il faut aussi accorder quelque valeur
à l'altération des muscles crico-aryténoïdiens et de leurs
nerfs, muscles dont la contraction donne lieu aux mouvements de dilatation de la glotte. Par suite de cette
altération, l'individu ne se trouvait-il pas à peu près
dans le même cas que les animaux auxquels on a coupé
la huitième partie de nerfs au-dessous du nerf laryngé
supérieur, et qui meurent asphyxiés? » — Et ailleurs
M. Bouilland dit, en parlant des altération du larynx
dans la laryngite phlegmoneuse (sous-muqueuse de
M. Cruveilhier), « ... extension de l'inflammation de la
membrane muqueuse au tissu cellulaire subjacent. Ce n'est
pas seulement dans le tissu cellulaire, mais encore
dans les muscles, les *cartilages* et leurs articulations, les
nerfs, etc., que l'on trouve des altérations, l'inflammation

ayant alors envahi successivement tous ou presque tous les éléments constitutifs du larynx. Ces altérations sont : des ulcérations, des perforations, des suppurations, des épaississements, des indurations, etc. »

Dans son article *Laryngite* du *Dictionnaire de médecine et de chirurgie pratiques*, M. Cruveilhier rapporte, entre autres observations, les deux suivantes: «Un jeune homme convalescent d'une *entérite folliculeuse* aiguë est pris tout à coup de raucité dans la voix, sans gêne aucune de la respiration. Il meurt sans accès de suffocation, et comme par engouement des voies aériennes huit jours après l'invasion des symptômes. A l'ouverture je trouve un abcès dans l'épaisseur du repli muqueux droit, qui forme l'orifice supérieure du larynx. Le *cartilage* aryténoïde, dépouillé de son *périchondre*, nageait pour ainsi dire dans le pus...» Et ailleurs : « ...Un élève des hôpitaux m'apporte un beau cas, disait-il, de *perforation de l'œsophage*. Quel n'est pas mon étonnement de retrouver trait pour trait la *nécrose* du cartilage cricoïde, telle que je viens de la décrire, mais moins avancée !... »

Ainsi la laryngite dite *nécrosique* était bien connue de nos auteurs; nécrose du cricoïde, décollement du périchondre, rien n'y manque.

Maintenant nous pouvons passer en Allemagne.

En 1842, M. Rokitansky décrit les ulcérations laryngées et la nécrose des cartilages, sous le nom de laryngo-typhus.

En parlant de la nature de la maladie, nous discuterons les diverses opinions des auteurs ; pour cette fois, nous ne faisons que citer les auteurs et leurs travaux.

En 1846, M. Wunderlich publie aussi un travail sur le sujet qui nous occupe.

: En 1852, Sestier traite de la laryngite nécrosique spécialement en vue de l'œdème de la glotte. Il avait trouvé 23 cas de laryngite œdémateuse survenue dans le cours ou dans la convalescence de la fièvre typhoïde.

En 1856, M. Dittrich s'occupe de la périchondrite d'emblée, et M. Haller (de Vienne) consigne le résultat de ses observations sur les ulcérations du larynx dans l'entéro-mésentérite.

En 1859, MM. Charcot et Dechambre publient dans la *Gazette hebdomadaire* un excellent article dans lequel ils résument les travaux parus en Allemagne sur la question qui nous occupe.

En 1861, M. Trousseau (*Clinique*, t. I), dans ses leçons sur l'œdème de la glotte et sur la fièvre typhoïde, donne des exemples de laryngite nécrosique.

En 1864, M. Kühn (de Berlin) consacre un chapitre de son livre *(Kunstliche croffnung des obersten Luftwege)* à la péricardrite laryngée.

En 1865, M. Maurin prend pour sujet de sa thèse inaugurale : *des Accidents laryngés dans la fièvre typhoïde.*

Enfin diverses présentations ont été faites à la Société anatomique par nos collègues.

DESCRIPTION. *Lésions et nature.* A part quelques cas rares, c'est toujours dans la fièvre typhoïde que la laryngite nécrosique a été observée. Aussi dans notre description aurons-nous surtout en vue la complication laryngée de cette affection. Nous avons cependant trouvé dans la science 1 cas de variole, 1 cas de phthisie galopante et 1 cas de laryngite aiguë, ayant donné lieu à l'inflammation du périchondre et à la nécrose des cartilages (obs. LXI, LXII, LXVI.)

Dans l'entéro-mésentérite typhoïde il peut y avoir :
a. Laryngite érythémateuse, *b*. laryngite ulcéreuse, *c*. périchondrite laryngée, *d*. laryngite avec nécrose des cartilages. La complication laryngée peut passer par tous ces degrés, l'un après l'autre, comme elle peut s'arrêter à un seul ; le périchondre peut être pris aussi sans qu'il y ait eu ulcération préalable. Quant à l'œdème de la glotte, il peut survenir après tous les degrés. Sestier dit que l'œdème, dans certains cas, ne s'est fait annoncer par aucune autre lésion du larynx ; nous ne devons pas en conclure que l'œdème de la glotte est survenu d'emblée. En effet, l'œdème non inflammatoire du larynx étant excessivement rare (on n'en trouve que 3 observations dans la science), toutes les fois qu'on dit œdème de la glotte, c'est une laryngite œdémateuse qu'on veut dire ; cela n'est pas contestable.

En ce qui concerne les ulcérations, nous avons cité plus haut M. Louis. M. Bouillaud aussi en a rencontré ; ainsi il dit, à propos d'un des malades dont il a consigné l'histoire : « Au côté gauche du larynx existe une ulcération à fond grisâtre, à bords rouges et relevés, et tout à fait semblable à un aphthe ou à un chancre. La membrane muqueuse offre généralement une rougeur vive et une belle injection qui se prolongent dans la trachée... »

La plupart des auteurs que nous avons cités plus haut ont aussi observé des ulcérations laryngées ; on peut voir surtout la Clinique de M. Trousseau.

Dans un cas de fièvre typhoïde, observé par M. Nonat, une ulcération a perforé la paroi latérale du pharynx. Il s'en est suivi un phlegmon profond du cou, avec laryngite phlegmoneuse et tuméfaction des replis aryténo-épiglottiques. L'individu est mort asphyxié. (Communication orale.)

Comme le plus souvent on a rencontré sur le même sujet des ulcérations de la muqueuse, des abcès sous-périchondriques et la carie des cartilages, nous pensons bien faire en ne séparant pas la description de chacune de ces lésions.

Il est inutile, croyons-nous, d'insister beaucoup sur les caractères anatomiques de la laryngite érythémateuse ; tout le monde sait en effet qu'ils consistent en une injection, une rougeur et un boursouflement plus ou moins prononcés de la muqueuse.

Nous arrivons aux lésions de la laryngite nécrosique proprement dite.

Dans la fièvre typhoïde les ulcérations de la muqueuse peuvent siéger partout : sur l'épiglotte, les replis aryténo-épiglottiques et sur les cordes vocales ; mais elles occupent, dans la grande majorité des cas, la partie postérieure de la cavité du larynx, et, d'une manière plus précise, la partie de la membrane qui tapisse les cartilages aryténoïdes et les muscles aryténoïdes. Les ulcérations sont tantôt arondies, tantôt ovalaires ; plus ou moins profondes, plates ou taillées à pic, à bords frangés et mous, flasques et livides, ou bien indurés et épais. Elles sont en nombre variable, une ou plusieurs.

Ces solutions de continuité peuvent se borner à la muqueuse ; d'autres fois elles atteignent la membrane d'enveloppe des cartilages ; on trouve le périchondre rouge, ramolli, épaissi, se laissant séparer plus facilement du cartilage. A un degré plus avancé, on rencontre du pus sous le périchondre en collections ou bien en infiltration. Le pus non-seulement décolle la membrane d'enveloppe des cartilages, mais encore la perfore souvent ; il peut aussi soulever la muqueuse au point d'oblitérer le larynx (obs. LXV, LXIV). Les cartilages sont simplement dénudés (obs. LX, LXI), d'autres fois mortifiés, et dans ce dernier cas ils ont une surface rude, une couleur terne ; ils sont amincis, ramollis, friables. Dans certains cas, lorsque la lésion paraît avoir eu une marche lente, la nécrose est précédée d'un dépôt calcaire (obs. LXVI, LXXIII). La mortification peut atteindre les cartilages thyroïdes et aryténoïdes; mais, dans la majorité des cas, c'est le cricoïde qui est lésé.

Il s'en faut que l'inflammation du périchondre soit toujours précédée de l'ulcération de la muqueuse ; on a trouvé dans un certain nombre de pièces des abcès sous-périchondriques (obs. LXII, LXIII), le périchondre décollé ou perforé, et sans lésion de continuité de la muqueuse ; d'autres fois une muqueuse non ulcérée soulevée par un abcès (obs. LXV.) Dans quelques observations on dit avoir trouvé la nécrose du cricoïde sans ulcération de la muqueuse, mais on ne dit rien de l'état du périchondre (obs. LXIV, LXV, LXVI, LXVII, LXVIII, LXIX, LXXIII). Nous nous garderons bien de dire qu'il y a eu la nécrose du cartilage sans lésion préalable (inflammation) de son enveloppe.

Dans quelques cas, des parcelles de cartilage mortifié ont été éliminées pendant la vie (obs. LV, LVI, LVII, LXVII).

Le pus s'est infiltré parfois entre le larynx et l'œsophage pour se répandre ensuite entre les diverses couches molles qui constituent les régions cervicales et trachéliennes (obs. LXXIII), ou bien il a fusé dans le larynx pour décoller la muqueuse (obs. LXI, LVI).

Nous savons déjà que l'œdème de la glotte est le plus souvent la lésion ultime. Il est survenu dans 23 cas sur 27 cas de laryngite nécrosique que nous avons pu recueillir. Sestier n'a publié comme exemples de laryngite nécrosique que les cas qui ont donné lieu à l'œdème, de sorte que nous ne pouvons pas établir de proportion sur ses observations.

Sur 7 cas d'œdème de la glotte il y avait 5 fois de l'œdème intralaryngé, d'après Sestier; et parmi les faits recueillis par nous, sur 23 cas d'œdème de la glotte, l'œdème intralaryngé *a été noté* 4 fois.

Voici un rétrécissement partiel du larynx qui aurait pu faire penser à l'œdème de la glotte ou à un œdème intralaryngé. Dans un cas cité par M. Türk (Recherches cliniques sur diverses maladies du larynx), « l'autopsie fit voir sur le côté gauche du cricoïde, *un abcès du volume d'une noisette,* rempli de pus épais et verdâtre... Il avait creusé au-dessous de la corde vocale inférieure gauche, dont le bord interne était arrondi par suite de la distension qu'elle avait éprouvée, et qui faisait vers la glotte *une saillie assez considérable pour donner à cette ouverture la forme d'une fente antéro-postérieure.* La moitié gauche du cricoïde était en partie dépouillée de son périchondre, et à sa face postérieure on voyait une tache rugueuse au niveau de laquelle le cartilage était le siége d'une infiltration tuberculeuse. Il était évident que, si la glotte était rétrécie par la saillie immobile formée par l'une des cordes vocales, ce n'était pas comme conséquence d'un état inflammatoire ou œdémateux de ces replis, dont la couleur et l'aspect brillant n'étaient en rien altérés.» Pendant la vie on avait pratiqué l'examen laryngoscopique.

Obédénare.

4

Maintenant nous pouvons nous demander quelle est la nature de ces lésions. Quelques auteurs n'ont émis une opinion que sur la nature des ulcérations laryngées. D'autres se sont occupés également des lésions des cartilages et de leur enveloppe. Comme on a trouvé la nécrose des cartilages et la suppuration du périchondre tantôt accompagnées, tantôt non accompagnées d'ulcération de la muqueuse, quelques observateurs ont conclu que les lésions des cartilages et de leur enveloppe étaient *toujours* occasionnées par l'ulcération de la muqueuse ; d'autres ont pensé que la périchondrite pouvait se développer indépendamment de la lésion de la muqueuse, et d'autres ont enfin soutenu que c'est la nécrose des cartilages qui provoquait l'ulcération de la muqueuse. On pense bien aussi qu'il y a des opinions mixtes. Examinons les opinions des principaux auteurs en particulier.

M. Louis considère les ulcérations laryngées « comme des caractères anatomiques secondaires de l'affection typhoïde.» Dans le livre de cet éminent observateur, nous n'avons pas trouvé autre chose sur la nature des lésions du larynx.

MM. Bouillaud et Cruveilhier, en donnant la description des lésions du périchondre et des cartilages à la suite des descriptions de la laryngite, ont montré par cela même qu'ils considèrent ces lésions comme étant de nature inflammatoire.

M. Rokitansky décrit un *typhus du larynx*, maladie caractérisée par des ulcérations *spéciales* et consécutivement par la nécrose des cartilages. Les ulcérations reconnaîtraient deux modes de formation ; ou bien il y aurait *infiltration* de la muqueuse par une *matière typhique* analogue à celle qui se dépose dans la muqueuse intestinale, infiltration qui serait remplacée par l'ulcération, ou bien l'ulcération serait précédée d'une exsudation *diphthéri-tique*.

Le mot *diphthérite*, en Allemagne, sert à désigner, comme le fait remarquer M. Cornil, les cas dans lesquels l'exsudation fibrineuse se fait non-seulement à la surface, mais aussi dans la profondeur de la muqueuse.

Nous nous permettrons de dire que nous trouvons l'opinion de M. Rokitansky très-ingénieuse, mais rien qu'ingénieuse.

Nous en dirons autant de l'opinion de M. Wunderlich qui consiste à considérer les ulcérations laryngées comme un effet de la desquamation générale des muqueuses.

D'après Sestier, les ulcérations sont toujours la conséquence du travail nécrosique et suppurant des tissus placés au-dessous de la membrane muqueuse. C'est là une hypothèse non justifiée par les faits, car si l'on trouve dans quelques cas une muqueuse saine recouvrant des cartilages nécrosés, on trouve dans d'autres cas une muqueuse ulcérée recouvrant un périchondre et des cartilages sains.

S'il y a une opinion hasardée, c'est bien celle qu'a émise M. Haller, de Vienne. D'après cet auteur (*Œsterreichische Zeitschrift für pract*; Heilkunde, 1856), les ulcérations de la muqueuse laryngée dans la fièvre typhoïde seraient causées par la gangrène, et voici comme : De même qu'il se forme une *infiltration par hypostase* dans les parties déclives des poumons et dans les parties inférieures du tronc (parties molles de la région sacrée), quand celles-ci ont été soumises à une pression prolongée, et qu'il résulte de ce phénomène hypostatique une mortification des tissus, de même il se formerait dans la fièvre typhoïde une *infiltration hypostatique* dans la partie la plus déclive du larynx (l'homme restant couché sur le dos), et à cette infiltration succéderait la gangrène de la muqueuse laryngée.

En effet, les ulcérations qu'on observe occupent précisément la partie la plus déclive du larynx, la muqueuse qui recouvre les cartilages aryténoïdes et les muscles aryténoïdiens. «Si l'*affection hypostatique* du larynx, ajoute l'auteur, dégénère plus souvent en gangrène que celle du poumon, c'est parce que de toutes les muqueuses c'est celle du larynx qui a les capillaires les plus ténus, ce qui favorise encore plus la stase du sang dans les vaisseaux. D'un autre côté, les parties malades de la muqueuse laryngienne sont comprimées et froissées par suite des mouvements continuels, volontaires ou involontaires, dont ces parties sont le siége pendant la respiration, la déglutition, etc. »

Que de frais d'imagination! que de combinaisons subtiles et ingénieuses qui font naître un sourire sur les lèvres sans entraîner la conviction !

MM. Charcot et Dechambre admettent : 1° une laryngite nécrosique occasionnée par l'extension du travail ulcératif ; les ulcérations, intéressant d'abord la muqueuse, gagnent peu à peu en étendue et en profondeur, les cartilages sont mis à nu, nécrosés ; 2° une laryngite nécrosique *d'emblée* qui a son point de départ dans l'enveloppe des cartilages du larynx, du cricoïde surtout. La membrane muqueuse n'est pas primitivement atteinte, et les pertes de substance qu'on y rencontre sont consécutives à la rupture des parois des abcès sous-muqueux.

Voici comment, d'après M. Trousseau, s'expliquent les

ulcérations du larynx dans la fièvre typhoïde : « Dans cette affection il existe toujours, à un degré plus ou moins prononcé, cette *irritation*, cet *état catarrhal* des premières voies respiratoires; d'autre part, on sait combien dans cette pyrexie la tendance à l'ucération se manifeste partout où une inflammation, où une simple irritation vient à se produire du côté des membranes muqueuses. »

Quant au mode de formation et à la nature de la nécrose des cartilages, l'auteur n'en dit rien.

Si, en manière de conclusion, il nous était permis d'exposer notre opinion sur la nature de la laryngite nécrosique, voici ce que nous dirions :

Eu égard à ce que les complications laryngées ont été observées dans la forme dite thoracique de la fièvre typhoïde, c'est-à-dire dans le cas où il y avait ce qu'on appelle communément *inflammation catarrhale des premières voies* (bronchite, trachéide), et eu égard à cette tendance à l'ulcération qu'on observe dans l'entéro-mésentérite typhoïde connue dans toutes les septicémies, nous nous croyons autorisé : 1° à considérer les ulcérations de la muqueuse laryngée comme le résultat de l'inflammation locale et de cette tendance générale à l'ulcération ; 2° à considérer la mortification des cartilages comme étant toujours la conséquence de l'inflammation de la membrane d'enveloppe; 3° à considérer la périchondrite comme étant causée par l'extension de l'inflammation de la muqueuse aux parties sous-jacentes.

Ainsi nous pensons que, même lorsque la périchondrite n'a pas été précédée des ulcérations laryngées, l'inflammation a débuté par la muqueuse, et de là elle s'est propagée aux enveloppes des cartilages. Tous les auteurs ne signalent-ils pas l'inflammation superficielle (le catarrhe de quelques autres auteurs) des premières voies respiratoires dans les cas où ils ont observé la laryngite nécrosique?

Notre manière de voir repose sur un fait qu'on voit se reproduire tous les jours, à savoir : l'extension de l'inflammation d'une muqueuse aux parties sous-jacentes. Pour soutenir que l'inflammation atteint le périchondre d'emblée, il faut prouver que la muqueuse du larynx est entièrement saine, et l'observation montre le contraire. Même dans les laryngites nécrosiques qualifiées de latentes, on a observé un enrouement peu intense et une petite toux sèche.

Nous savons que pour quelques auteurs ce n'est pas là une laryngite, c'est une hyperémie de la muqueuse (les Allemands et leurs partisans disent *catarrhe*); mais qu'est-ce que l'inflammation superficielle d'une muqueuse si ce n'est l'hyperémie (à un degré plus avancé, l'augmentation de la vascularisation), l'augmentation de la sécrétion et l'épaississement de la membrane, si minime qu'il soit?

Si l'on veut donner le nom d'hyperémie ou de catarrhe à cet ensemble de modifications survenues dans les muqueuses on ne fait que remplacer un terme par un autre : nous croyons bien faire en gardant le mot *inflammation*.

Comme on le voit, nous considérons la laryngite nécrosique à peu près comme M. Trousseau considère la laryngite ulcéreuse de la fièvre typhoïde. Notre manière de voir diffère peu aussi de l'opinion de MM. Charcot et Dechambre. On a pu voir plus haut que ces éminents auteurs, en décrivant la périchondrite d'emblée, disent que la muqueuse n'est pas primitivement atteinte d'ulcération, mais ils gardent le silence quant à l'inflammation;

ils ne disent pas par exemple s'ils croient la muqueuse enflammée avant le périchondre.

A en juger d'après l'époque à laquelle apparaissent les signes de la nécrose (voir plus bas), l'extension de l'inflammation au périchondre paraît se faire lentement; la suppuration de cette enveloppe et la mortification des cartilages plus lentement encore.

Symptômes. Et d'abord disons un mot de la fréquence de l'affection qui nous occupe.

Si dans ces dernières années elle a été étudiée surtout en Allemagne, cela tient à ce que dans ce pays la laryngite nécrosique acquiert, dans des circonstances particulières, une fréquence insolite.

D'après M. Haller, de Vienne (cité par M. Borchard, de Bordeaux), et M. Heisinger, la fréquence des ulcérations laryngées et de la périchondrite varie selon les épidémies et certaines autres conditions. Ces affections se rencontrent plus souvent l'hiver que l'été; plutôt dans les cas où l'on observe une bronchite plus ou moins prononcée; elles sont plus fréquentes dans les épidémies graves et où la mortalité est très-grande. Abstraction faite des épidémies, elles accompagnent surtout les cas graves, les formes ataxiques, la pneumonie hypostatique; elles atteignent les malades privés de soins hygiéniques, et se rencontrent conséquemment dans les hôpitaux plus que dans la pratique civile. Ainsi, pendant une épidémie de fièvre typhoïde qui a régné à Vienne en 1853, les affections laryngées concomitantes étaient extrêmement rares en ville, tandis qu'elles étaient au contraire très-fréquentes, presque constantes, parmi les militaires *casernés* au voisinage de Vienne.

La périchondrite laryngée syphilitique est rarement

observée; peut-être cela tient-il à ce que la maladie se termine moins souvent par la mort, en sorte qu'on ne peut pas compléter le diagnostic. M. Türck cite deux cas de périchondrite syphilitique : dans les deux cas il y avait nécrose du cartilage cricoïde.

C'est vers le deuxième et le troisième septénaire de là fièvre typhoïde que se montre la laryngite nécrosique ; plus souvent elle paraît pendant les phases ultimes de la maladie, et encore plus communément au début de la convalescence.

Quelquefois cette complication est presque latente, ne se manifeste pendant assez longtemps que par un léger enrouement, et les signes de l'œdème de la glotte surviennent d'une manière brusque, lorsqu'on s'y attend le moins.

Le plus souvent la voix, la respiration et la déglutition, sont plus ou moins altérées ; l'enrouement est prononcé, il peut aller jusqu'à l'aphonie la plus complète, et cette lésion fonctionnelle suit une marche tantôt croissante, tantôt décroissante, en rapport avec les phénomènes généraux.

M. Haller, de Vienne, donne comme un signe d'une grande valeur l'élévation du ton de la voix ; il explique ce phénomène par l'infiltration et les *altérations physiologiques du larynx*, qui ont notamment pour effet de raccourcir les cordes vocales d'avant en arrière.

La respiration est un peu gênée quand des ulcérations siégent sur les cordes vocales, et il y a dyspnée plus ou moins intense dès que la glotte est rétrécie par un abcès ou par un cartilage flottant ; puis, si l'infiltration œdémateuse commence à se faire, on voit survenir par intervalle une gêne plus forte de la respiration ; peu à peu les accès de dyspnée deviennent plus rapprochés et plus intenses, on entend des sifflements dans le larynx; bref, tous les signes d'un œdème de la glotte.

Dès le commencement de la laryngite, on observe une petite toux sèche, rauque, plus ou moins fréquente; plus tard, elle peut devenir même convulsive; elle s'accompagne d'une sensation désagréable au larynx; on voit même rejeter du pus par la bouche à la suite d'une quinte.

Bien souvent il y a dysphagie; les malades ne peuvent avaler que des bols d'un petit volume. Il y a même des douleurs spontanées dans le larynx; mais c'est surtout quand on presse sur cet organe qu'on réveille la souffrance. Sur les parties latérales du larynx on trouve dans quelques cas de petites tumeurs.

A l'examen direct on constate une rougeur du larynx (qui du reste n'est pas constante), des ulcérations ou du gonflement de l'épiglotte, le boursouflement des replis aryténo-épiglottique, etc. On ne doit pas omettre l'examen **laryngoscopique**.

En général, la marche de la laryngite nécrosique est lente; mais l'arrivée de l'œdème de la glotte est brusque, sa terminaison rapide. Nous avons dit plus haut que dans quelques cas la laryngite nécrosique est presque latente.

La terminaison la plus fréquente est la mort. Le dénouement fatal est occasionné le plus souvent par la maladie principale ou par une de ses complications (pneumonie, gangrène, etc.), d'autres fois par l'œdème de la glotte ou par des fusées purulentes. Dans des cas rares, les cartilages nécrosés expulsés sont remplacés par des dépôts fibrineux ; il y a guérison, mais grâce à la trachéotomie (obs. LVI, LVII).

Nous disons que dans la laryngite nécrosique la terminaison la plus fréquente est la mort; mais il est vrai que, sauf quelques cas rares, on n'a diagnostiqué la nécrose qu'après décès. Qui nous dit qu'il n'y ait pas eu de nécrose (ou tout au moins une périchondrite) dans les cas nombreux d'œdème de la glotte terminés après opération par la guérison ?

Diagnostic. — Rien de plus aisé que de reconnaître une laryngite; mais le difficile est de savoir si, à la suite d'une fièvre typhoïde ou d'une variole, on a affaire à une laryngite érythémateuse, ulcéreuse, avec périchondrite ou nécrosique. Tant que les ulcérations ne siégent pas au-dessous des cordes vocales inférieures (et c'est ce qui arrive dans la grande majorité des cas) on peut les découvrir, grâce au laryngoscope. Quant à reconnaître la nécrose et la périchondrite en dehors des cas où il y a formation d'abcès et rejet du pus par la bouche (obs. LVI), où il y a un cartilage nécrosé flottant ou un cartilage éliminé, c'est une chose très-difficile, sinon impossible.

Dans quelques cas on observe dans le cours de la fièvre typhoïde ou durant la convalescence une aphonie qui n'est que l'expression d'une laryngite érythémateuse et qui disparaît toute seule (obs. XLII, XLIII, XLIV, XLV), ou, si la mort s'ensuit, la laryngite n'y est pour rien (obs. XLVI).

En pareil cas, on pourrait croire à une nécrose du larynx. Il faut par conséquent beaucoup de circonspection et un examen approfondi du malade. Toutes les fois qu'il y a une aphonie plus ou moins prononcée à la suite de l'entéro-mésentérite typhoïde, il faut penser à la possibilité de la nécrose, de l'œdème de la glotte.

C'est à cause de la difficulté du diagnostic que dans notre description nous nous sommes servi du terme *laryngite nécrosique* pour désigner l'inflammation érythémateuse tout aussi bien que l'ulcération de la muqueuse, la périchondrite, etc. Nous savons que ce terme n'est pas des mieux choisis (en effet, dire *laryngite nécrosique*, même quand les cartilages ne sont pas mortifiés !), mais nous laissons à des personnes plus autorisées que nous le soin de lui en substituer un autre. Nous nous en sommes servi, parce qu'il est connu de tout le monde.

Pour terminer ce qui a trait au diagnostic, nous ajouterons le fait suivant : M. Türck (*loc. cit.*) a vu survenir, à la suite d'une fièvre typhoïde, une aphonie chez un sujet dont le larynx ne présentait aucune lésion; grâce à l'examen laryngoscopique, l'auteur découvrit *une paralysie phonique* des muscles constricteurs de la glotte.

Le *pronostic* se tirera de la statistique (voir plus loin).

Traitement de la laryngite nécrosique. — M. Trousseau conseille, dans la laryngite ulcéreuse, les insufflations d'alun, de tannin; les cautérisations avec le nitrate d'argent et surtout les injections de poussière d'eau fortement chargée de tannin, faites à l'aide d'un appareil pulvérisateur. M. Mathieu a construit un excellent appareil pour cela. Mais, dès que l'œdème de la glotte apparaît, il faut songer à l'opération.

Comme traitement préventif, Sestier conseille d'éviter tout refroidissement et tout exercice immodéré de la voix au commencement de la convalescence de la fièvre typhoïde.

OBSERVATIONS.

A. 4 cas de pharyngo-laryngite érythémateuse, consécutive à la fièvre typhoïde. Terminaison heureuse.

Obs. XLII (résumé). — M. Traube, cité par M. Maurin (*Gazette médicale de Strasbourg*, 1865). — Homme de 27 ans; fièvre typhoïde. Le cinquième jour, aphonie; rougeur du pharynx; rien au laryngoscope; les cordes vocales intactes; l'aphonie cesse le vingt-cinquième jour. Guérison.

Obs. XLIII (résumé). — M. Liouville, cité par M. Maurin. — Fièvre typhoïde. Enrouement le dixième jour; aphonie complète le onzième jour; l'aphonie diminue d'intensité le seizième jour; elle disparaît le trente-sixième jour.

Obs. XLIV (résumé). — M. Ollivier (*ibid.*). — Garçon de salle, 25 ans; fièvre typhoïde. Le vingt-cinquième jour, aphonie presque complète; les jours suivants, même état; le trentième jour, diminution de l'aphonie coïncidant avec l'amélioration de l'état général. Guérison.

Obs. XLV (résumé). — M. Dodeuil (*ibid.*). — Nourrice, 24 ans; fièvre typhoïde. Au douzième jour, aphonie presque complète, rougeur très-intense du pharynx; pas d'examen laryngoscopique. Quelques jours plus tard, amélioration de l'état général et de l'affection laryngée. — Après un écart de régime, rechute; l'aphonie revient. Une semaine après, la nourrice est guérie.

B. Un cas de pharyngo-laryngite érythémateuse consécutive à la fièvre typhoïde. Mort.

Obs. XLVI (résumé). — M. V. Cornil (*ibid.*). — Fille de 19 ans; fièvre typhoïde. Au neuvième jour, enrouement de plus en plus in-

teuse ; le dix-huitième jour, mort. A l'autopsie, muqueuse laryngée
et pharyngée congestionnée, mais non ulcérée.

C. Deux cas de laryngite érythémateuse consécutive à
la fièvre typhoïde ; œdème de la glotte. Guérison sans
opération. Pour le second cas, on ne dit pas avoir constaté
ni ulcération ni lésion de cartilage ; nous sommes donc
obligé de compter ce fait parmi les laryngites érythéma-
teuses.

Obs. XLVII (résumé). — M. Second-Féréol (*Gazette hebdomadaire*,
1859). — Garçon de 14 ans, très-lymphatique, avait toujours eu la
voix faible et enrouée, atteint de fièvre typhoïde adynamique. Au
début de la fièvre, toux gutturale, rauque et sifflante. Dans le courant
du deuxième septénaire, accès subits de suffocation, asphyxie. (Sinapismes, etc.) La respiration se rétablit ; tannin porté dans le larynx ;
traitement général tonique, etc.; accès moins intenses et plus dis-
tancés. Guérison.

Obs. XLVIII (resumé). — M. Gordon-Buck, cité par M. Maurin. —
Homme de 27 ans ; fièvre typhoïde. A la fin du troisième septénaire,
laryngite œdémateuse, plusieurs accès de dyspnée très-inquiétants.
(Scarifications ; vésicatoires.) Guérison.

D. Un cas de laryngite ulcéreuse consécutive à la fièvre
typhoïde ; œdème de la glotte. Pas d'opération. Mort.

Obs. XLIX (résumé). — M. Cornil (*Société médicale d'observation*),
service de M. Lailler. — Domestique, âgée de 20 ans, atteinte de fièvre
typhoïde de moyenne intensité ; pharyngite. Après le commencement
de la convalescence survient une rechute ; on constate une rougeur
très-prononcée du pharynx, douleur très-vive pendant la déglutition.
Son état empire ; eschares au sacrum. Mort. A l'autopsie, œdème considérable de la corde vocale supérieure droite ; épiglotte ulcérée ; ulcérations des replis aryténo-épiglottiques.

E. Cinq cas de laryngite consécutive à la fièvre typhoïde; œdème de la glotte. Trachéotomie. Guérison.

Ici encore on ne dit pas avoir constaté d'ulcération, ni
abcès, ni nécrose, mais nous pouvons bien soupçonner
autre chose qu'une laryngite érythémateuse. Dans les observations L et LI les malades n'ont pas pu se passer de
canule; très-probablement il y a eu là une lésion quel-
conque du périchondre ou des cartilages.

Obs. L. — M. Trousseau (*Clinique*, 1er volume). — Jeune homme
de 18 ans (d'Aix), atteint de fièvre typhoïde grave à forme adynamique qui a duré trente jours. Dans les derniers temps de la maladie
était survenue une aphonie presque complète qui persista et prit des
proportions plus sérieuses encore au moment de l'entrée en convalescence; alors aussi la respiration était devenue plus difficile ; l'expiration s'effectuait assez librement, mais l'inspiration était laborieuse,
accompagnée de ronflements et de sifflements. La pression exercée au
niveau du larynx n'occasionnait aucune douleur, et le doigt profondément porté dans l'arrière-gorge ne rencontrait pas de gonflement
œdémateux à l'orifice supérieur des voies aériennes. La dyspnée présentait une certaine intermittence, ou, pour mieux dire, de la rémis-
sion, car elle ne cessait jamais complétement, mais diminuait d'intensité pendant le jour et augmentait la nuit. Des cautérisations pratiquées
à l'entrée du larynx, deux sétons placés au niveau du cartilage
thyroïde n'ayant en aucune façon amendé la situation, et la suffocation étant arrivée au point de rendre l'asphyxie imminente dix-huit
jours environ après le début des accidents, il fallut pratiquer d'ur-
gence la trachéotomie pour sauver le malade d'une mort inévitable.
A partir de cette époque la santé de l'individu s'était complétement
rétablie, seulement il portait encore sa canule trachéale et ne pouvait
la quitter sous peine d'être pris immédiatement de violents accès de
suffocation. C'est dans cet état qu'il vint à Paris pour être débarrassé
de sa fistule trachéale, qui constituait bien moins une maladie qu'une
infirmité pénible. Toutefois, à son arrivée à l'Hôtel-Dieu, il accusait
encore une certaine gêne de la respiration, mais cette gêne cessa dès
que nous eûmes substitué à la canule qu'il portait une autre canule

d'un plus fort calibre. On essaya à plusieurs reprises de l'en débarrasser tout à fait, afin de tenter de fermer la plaie de la trachée et de
rendre à l'air son cours par l'orifice supérieur du larynx; mais chaque
fois des accès de suffocation montraient que les voies naturelles n'é-
taient pas libres, et, après six semaines de séjour dans les salles, le
malade découragé quitta l'Hôtel-Dieu pour aller s'adresser à d'autres
dont il espérait mieux.

Obs. LI (résumé). — M. Trousseau (*Clinique*, 1er vol.). — Jeune
homme de 20 ans, atteint de fièvre typhoïde ataxo-adynamique. Dans
le cours du troisième septénaire, dyspnée, raucité de la voix et toux;
épiglottite. Insufflations de tannin et d'alun; amélioration. Le malade
sort, rentre dix jours après, atteint d'un œdème de la glotte. Tannin
et alun insuffisants; asphyxie. Trachéotomie. Sort avec la canule et
recommence à travailler. Deux ans après l'opération, il gardait encore
sa canule.

Obs. LII (résumé). — M. Czermak, cité par M. Kühn (*loc. cit.*). —
Homme âgé de 29 ans. Pendant la convalescence de la fièvre typhoïde,
pris subitement de dyspnée, inspiration sifflante et très-pénible,
expiration plus facile, bref tous les signes de l'œdème de la glotte.
Examen laryngoscopique. Asphyxie. Trachéotomie. Guérison.

Obs. LIII (résumé). — Ulrich Türck (*ibid.*). — Homme de 19 ans.
Dans le cours d'une fièvre typhoïde, œdème de la glotte; asphyxie.
Trachéotomie. Guérison.

Obs. LIV (résumé). — Paulsen (*ibid.*). — Femme de 29 ans. Dans le
cours d'une fièvre typhoïde, œdème de la glotte; asphyxie. Trachéotomie. Guérison.

F. Un cas de laryngite nécrosique guérie; pas d'œdème
de la glotte.

Obs. LV (résumé). — M. Baudot (*Union médicale*, 1859). — Domestique, âgée de 22 ans, atteinte de fièvre typhoïde à forme adynamique ayant duré trois mois. Pendant la convalescence, aphonie; plus tard, des accès de dyspnée pendant lesquels l'*inspiration était très-pénible.* Convalescence longue, difficile, durant laquelle la malade conserva toujours une toux laryngienne accompagnée d'un peu d'expectoration, et surtout d'une grande gêne de la respiration. Entrée dans le service de M. Hérard neuf mois après le début de la fièvre typhoïde, elle a toujours de l'aphonie, de la toux laryngienne, respiration difficile et parfois sifflante : crachats séro-muqueux, quelquefois striés de sang. Les replis aryténo-épiglottiques ne paraissent pas augmentés de volume. Accès de dyspnée, mais dépendants de l'hystérie. N'étaient la boule hystérique et un éclat de rire qui terminait l'accès, on aurait cru à un œdème de la glotte. Plus tard, sensation de corps étranger flottant dans la gorge. Après un accès de suffocation très-violent, la malade rejette par la bouche *deux petits séquestres osseux.* A partir de cette époque, amélioration à vue d'œil. Guérison.

G. Un cas de laryngite nécrosique (œdème de la glotte?) Trachéotomie. Guérison.

Ous. LVI (résumé). — Huber, cité par M. Kühn (*loc. cit.*). — Soldat de 24 ans; fièvre typhoïde adynamique. Après trois semaines de convalescence, mal de gorge; après quarante-huit heures, dyspnée, râle trachéal, voix rauque ; suffocation dans la nuit. A la palpation du cou on trouve au niveau du cartilage cricoïde une grosseur dure du volume d'une petite noix. Laryngotomie. Après l'opération, le malade rejette du pus; trois jours après, un morceau de cartilage large de 0^m,006 sur 0^m,009 ; le lendemain, un autre morceau de cartilage plus grand. Guéri, mais sort avec la canule.

H. Sept cas de laryngite nécrosique; œdème de la glotte. Trachéotomie. Guérison.

Ous. LVII (résumé). — *Statistique du grand hôpital de Vienne,* 1859 (*ibid.*). — Homme de 21 ans; fièvre typhoïde ayant duré un mois. Après une semaine de convalescence, aphonie, dyspnée. Laryngo-trachéotomie. Quinze jours après l'opération, rejet d'un cartilage ayant 0^m,004 sur 0^m,008. Sorti guéri avec la canule.

Obs. LVIII. — Relevé de MM. Charcot et Dechambre (*Gazette hebdomadaire*, 1859). — MM. Ebhart et Braun ont eu deux cas de laryngite nécrosique survenue pendant la convalescence de la fièvre typhoïde ; œdème de la glotte. Trachéotomie et guérison dans les deux cas.

Obs. LIX. — M. Emmet (*ibid.*) a observé quatre cas analogues. Trachéotomie, guérison, etc.

I. Deux cas de laryngite ; cartilages altérés, mais non nécrosés ; œdème de la glotte. Pas d'opération. Mort.

Obs. LX (résumé). — M. Second-Féréol (*Bulletins de la Société anatomique*, 1858). — Jeune homme de 17 ans ; fièvre typhoïde. Dans le courant de cette affection, on observe tous les signes d'un œdème de la glotte ; asphyxie. Mort. A l'autopsie, infiltration des replis aryténo-épiglottiques et des cordes vocales ; cartilage aryténoïde gauche dénudé, mais non mortifié.

Obs. LXI (résumé). — M. Dumont-Pallier (*Bulletins de la Société anatomique*, 1861). — Homme atteint de variole. Pendant la convalescence, œdème de la glotte. Mort. A l'autopsie, on constata, indépendamment de l'œdème des replis aryténo-épiglottiques, un abcès rétro-cricoïdien qui avait fusé dans le larynx en contournant le cartilage et en décollant la muqueuse. Cette membrane est vivement injectée, mais ne présente aucune perforation ni ulcération. Le cartilage est dénudé, mais non ossifié ni nécrosé.

K. Un cas de laryngite. Cartilages altérés, mais non nécrosés ; œdème intralaryngé. Trachéotomie. Mort occasionnée par des tubercules pulmonaires.

Obs. LXII (résumé). — M. Cornaz (*Gazette hebdomadaire*, 1858). — Horloger, 35 ans, atteint de phthisie galopante. Laryngite, suffocation imminente (trachéotomie, chloroformisation) ; syncope pendant l'opération ; succombe trente-sept jours après la trachéotomie. A l'autopsie, deux abcès entre le périchondre et les cartilages, œdème des cordes vocales, poumons farcis de tubercules miliaires.

L. Un cas de laryngite; cartilages altérés, mais non nécrosés. Collection de pus. Mort pendant l'opération.

Obs. LXIII. — M. Schiele (*Medic. Zeitung*, 1858). — Mousquetaire, atteint de fièvre typhoïde grave avec des hémorrhagies intestinales des plus abondantes. Pendant la convalescence, toux laryngée et douleur à la partie antérieure du cou; puis aphonie, accès de suffocation. Trachéotomie. Succombe pendant l'opération. A l'autopsie, œdème des replis aryténo-épiglottiques. Au niveau du cartilage cricoïde, la muqueuse est soulevée par une collection de pus; le périchondre est soulevé et le cartilage dénudé. On ne dit pas si le cricoïde était nécrosé.

M. Deux cas de laryngite nécrosique. Muqueuse soulevée par du pus. Pas d'opération. Mort.

Obs. LXIV (résumé). — M. Gellé (*Bulletins de la Société anatomique*, 1859). — Enfant de 9 ans, atteint de fièvre typhoïde et de broncho-pneumonie. Dans la sixième semaine, pris subitement d'accès de suffocation, d'aphonie, de dyspnée sifflante. Mort. A l'autopsie, on trouva le cartilage cricoïde dénudé, nécrosé; la muqueuse soulevée par du pus. L'abcès se prolongeait jusqu'à la face externe des ventricules du larynx.

Obs. LXV (résumé). — M. Frey, cité par M. Maurin (*loc. cit.*). — Soldat atteint de fièvre typhoïde de moyenne intensité; raucité de la voix, qui diminue peu à peu. Convalescence établie. Vingt-cinq jours après le début de l'aphonie, apparition subite de dyspnée, sifflements dans le larynx pendant l'inspiration; accès fréquents d'étouffement. Mort. A l'autopsie, larynx complétement oblitéré par le soulèvement de la muqueuse de la paroi postérieure; abcès renfermant un pus aqueux, d'un blanc sale, dans lequel baignent les cartilages aryténoïdes et la partie postérieure du cricoïde; cartilages friables, rugueux, nécrosés.

Obs. LXVI (résumé). — M. Luton (*Bulletins de la Société anato-mique*, 1858). — Tailleur, 45 ans; bronchite, laryngite aiguë. L'état général paraît plus inquiétant que ne le comportent les accidents locaux. (Vomitifs, huile de croton sur le devant du cou.) Les jours suivants, inspiration sifflante, tuméfaction des replis aryténo-épiglottiques, pleurésie à droite; asphyxie. Trachéotomie. Mort huit heures après l'opération. A l'autopsie, infiltration purulente des replis aryténo-épiglottiques et de toute la face interne du larynx, qui est comme boursouflée et d'un rouge uniforme et un peu sombre. Paroi antérieure de l'œsophage ulcérée au niveau du cricoïde : ce cartilage est ossifié et nécrosé. A travers la même ulcération on arrivait dans deux foyers au milieu desquels les aryténoïdes, également ossifiés et nécrosés, se trouvaient libres de toute adhérence. *Vasto épanchement purulent dans la plèvre droite.*

N. Trois cas de laryngite nécrosique; œdème de la glotte. Trachéotomie. Les sujets succombent à d'autres maladies.

Obs. LXVII (résumé). — M. Barthez (*Union médicale*, 1860). — Tisserand, 23 ans; fièvre typhoïde ayant duré six semaines. Pendant la convalescence, refroidissement à la promenade ; douleur dans la *gorge*, voix rauque, douleur quand on presse le larynx. Amélioration notable sous l'influence d'une application de sangsues lorsqu'une nuit il survint subitement un accès de suffocation. Pendant cinq jours son état empire, suffocation surtout la nuit. Le sixième jour, asphyxie des plus avancées. On pratique la laryngotomie. A peine a-t-on commencé l'opération que le malade tombe en syncope. On continue cependant, et, une fois la canule introduite, l'agonisant revient à lui. Le septième jour après l'opération on voit sortir par la plaie une portion nécrosée du cartilage cricoïde. Le vingt-cinquième jour après l'opération, le malade succombe à une gangrène du poumon.

Obs. LXVIII (résumé). — M. Colin (*Union médicale*, 1863). — Soldat pris de laryngite dans le cours d'une fièvre typhoïde; rétablissement. Part de Foix pour Paris. En route, pris de mal de gorge; arrivé à

Paris, suffocation ; transporté au Val-de-Grâce dans un fauteuil. Le
jour, asphyxie imminente, résolution musculaire, insensibilité ab-
solue, etc. Trachéotomie. Quatre jours après, le malade mangeait
comme une personne saine, se promenait dans la cour ; mais on con-
tate alors une nécrose des cartilages ; l'œdème des replis aryténo-
épiglottiques persistait. Dix-huit jours après l'opération, bronchite
(le malade avait continué à sortir, on était au mois d'octobre) ; le
vingt-troisième jour, péricardite, à laquelle il succombe.

O. Quatre cas de laryngite nécrosique ; œdème de la
glotte. Trachéotomie. Les malades succombent pendant
l'opération.

Obs. LXIX (résumé). — M. Millard (*Bulletins de la Société anatomique*, 1859). — Jeune homme de 18 ans. Vers le quarantième jour
d'une fièvre typhoïde grave survient un œdème de la glotte ; asphyxie.
Trachéotomie. Pendant l'opération, syncope, mort. A l'autopsie, on
trouve au niveau de la corde vocale inférieure une large ulcération
conduisant dans un foyer purulent, au fond duquel on trouve la moitié
postérieure gauche du cartilage cricoïde à nu et ramollie, l'articulation
crico-aryténoïdienne correspondante détruite, et le cartilage aryténoïde du même côté presque entièrement nécrosé.

Obs. LXX (résumé). — M. Duval (*Gazette des hôpitaux*, 1854). —
Homme de 25 ans. Fièvre typhoïde grave à forme adynamique ayant
duré cinq semaines ; maigreur extrême, le malade ressemble à un
squelette. Otite intense et surdité.

La convalescence arrive, le malade commence à engraisser un peu,
lorsqu'il se plaignit de *mal de gorge* ; on ne constata rien à l'inspection
du pharynx. Le lendemain, respiration pénible, sifflante, tous les
signes d'un œdème de la glotte. Les jours suivants, même état. Le
cinquième jour, mort imminente. Trachéotomie. Quelques moments
après l'opération, le malade succombe. A l'autopsie, outre l'infiltration
des replis aryténo-épiglottiques, on trouva le cartilage cricoïde nécrosé.

Lorsqu'on pratiqua l'opération, très-probablement l'encéphale avait ressenti les fâcheux effets d'une hématose plus qu'incomplète.

Obs. LXXI (résumé). — M. Duval (*ibid.*).— Homme de 20 ans. Fièvre typhoïde grave à forme adynamique. Les symptômes de l'œdème de la glotte se manifestèrent d'une manière lente et progressive. La trachéotomie fut jugée nécessaire le quatrième jour de l'invasion de l'œdème. Insuccès comme dans le cas précédent. Encore une *carie* du cricoïde.

Obs. LXXII (résumé). — M. Second-Féréol (*Bulletins de la Société anatomique,* 1858). — Homme de 22 ans. Fièvre typhoïde ataxo-ady-namique grave, eschares au sacrum, plaques gangréneuses développées sur les vésicatoires. Au commencement de convalescence, voix éteinte, respiration bruyante. Cautérisations de l'épiglotte et du pharynx au nitrate d'argent; amélioration d'abord, puis suffocation, asphyxie. Trachéotomie. Le sujet meurt pendant l'opération avant qu'on eût introduit la canule. A l'autopsie, on trouva un œdème des replis aryténo-épiglottiques peu prononcé; tuméfaction des cordes vocales; deux petits polypes insérés sur les mêmes cordes; muqueuse du larynx épaissie, décollée et ulcérée en un point où le cartilage cricoïde est nécrosé.

P. Deux cas de laryngite nécrosique; œdème de la glotte. Trachéotomie. Mort.

Obs. LXXIII (résumé). — M. Genouville (*Bulletins de la Société anatomique*, 1859). — Imprimeur, 20 ans. D'abord pharyngite tonsillaire de moyenne intensité; dysphagie, puis voix rauque, larynx douloureux, fièvre; dyspnée et respiration sifflante, œdème de la luette; tous les symptômes d'un œdème de la glotte. Vomitifs, sangsues, etc. Peu de soulagement; suffocations. Trachéotomie. Le cinquième jour après l'opération, le malade respirait même sans canule. Le sixième jour, il est pris d'oppression extrême et il meurt. A l'autopsie, on trouve une collection de pus derrière le larynx; les replis aryténo-épi-glottiques et le muscle constricteur inférieur du pharynx sont infiltrés de pus ; le cartilage cricoïde est nécrosé, il présente une large plaque osseuse, rugueuse ; le pus s'est encore infiltré entre la trachée et la fin du pharynx et le commencement de l'œsophage.

Obs. LXXIV (résumé). — M. Frerichs (*Gazette des hôpitaux*, 1856). — Homme de 30 ans, atteint de fièvre typhoïde, avec pneumonie hypostatique. Au début de la convalescence, enrouement, dysphagie et bientôt inspiration sifflante et prolongée ; asphyxie. Trachéotomie. Mort dix-huit jours après l'opération. A l'autopsie, infiltration des replis aryténo-épiglottiques et des cordes vocales ; la plupart des cartilages nécrosés.

TRAITEMENT DE L'ŒDÈME DE LA GLOTTE.

Tous les auteurs sont unanimes pour conseiller la trachéotomie ; ils ne diffèrent que sur la question de savoir à quel moment il faut pratiquer l'opération.

Les autres moyens qu'on oppose à la maladie (saignées locales, vésicatoires, cautérisations, astringents, scarifications, etc.) sont insuffisants, infidèles, dangereux même. C'est l'expérience qui a démontré l'inefficacité de ces moyens. De plus, en donnant lieu à une légère amélioration, plus d'une fois ils ont fait naître un rayon d'espoir, ils ont fait croire à un succès et l'on a différé l'opération. Mais, peu de temps après, un accès violent est venu emporter le malade avant qu'on ait eu le temps d'avoir recours à l'opération. Voilà pourquoi les moyens indiqués sont dangereux.

Il faut donc employer les moyens dits médicaux (y compris les scarifications) avec circonspection.

Si l'œdème n'est pas bien considérable, si le sujet se trouve dans de bonnes conditions, si la respiration se fait bien, on peut avoir recours à ces moyens, mais il faut toujours se tenir sur le qui-vive, toujours prêt à opérer.

Dès qu'une dyspnée intense se sera établie, ou dès qu'un accès violent se sera montré, ou bien encore dès qu'un accès de moyenne intensité aura fait place à un second, ne plus différer, ne plus temporiser, mais opérer.

Pour pratiquer l'opération il ne faut pas attendre que l'asphyxie arrive, parce que l'individu peut succomber malgré la trachéotomie, du moment que les centres nerveux auront subi les fâcheux résultats d'une hématose incomplète, du moment que l'organisme aura été plongé dans la stupeur et dans un profond affaissement. On sait que certains asphyxiés succombent même lorsqu'ils ont été soustraits aux causes d'asphyxie.

Il faut opérer encore plus tôt les individus débilités, affectés d'une maladie grave, ou atteints d'un œdème de la glotte consécutif à une laryngite nécrosique.

Il ne faut pas hésiter à opérer pendant que l'individu est dans l'asphyxie ou dans une syncope, car on peut encore le rappeler à la vie, bien qu'il y ait peu de chances en sa faveur (obs. VIII). L'hémorrhagie ne doit nullement arrêter l'opérateur en pareil cas.

Faut-il pratiquer la trachéotomie sur des individus atteints d'une maladie incurable, outre l'œdème de la glotte (cancer, tuberculisation avancée, etc.)? Les avis sont partagés.

Quelques auteurs veulent qu'on opère quand même, parce que, disent-ils, il ne nous est pas permis de refuser au malade une opération qui doit le faire vivre encore quelques jours ; d'autres, *plus diplomates*, conséillènt de ne pas compromettre la réputation d'une opération.

En pareil cas le médecin fera ce que lui dictera sa conscience.

Quant aux accidents de la trachéotomie, quant aux précautions et aux soins consécutifs que cette opération exige, nous renvoyons le lecteur aux traités de médecine opératoire. Nous donnerons toutefois les conseils suivants :

Ne pas intéresser le cartilage thyroïde ni le cricoïde, parce que l'incision pratiquée sur la muqueuse laryngienne, la pression exercée par la canule, peuvent irriter cette membrane au point de déterminer la formation de l'œdème intralaryngé (sans compter que dans quelques cas cette lésion existe déjà avant l'opération). Il peut résulter de cela un inconvénient sérieux : la muqueuse œdématiée peut faire saillie et obstruer la lumière du conduit aérien au-dessous de l'extrémité inférieure de la canule. Nous préférons donc la trachéotomie à la laryngotomie.

Chez les vieillards on trouve assez souvent des dépôts calcaires dans les anneaux de la trachée, ce qui rend l'opération difficile. M. Trousseau conseille d'enlever, dans ce cas, une partie des anneaux ; sans cela on ne réussit pas à introduire la canule.

On ne saurait prendre trop de précautions quand il s'agit de retirer la canule. On peut voir dans nos observations que bon nombre de fois on a dû replacer le tube métallique, parce que le malade avait de la peine à respirer au bout d'un quart d'heure. Il faudra, par conséquent, que le malade essaye de respirer on obstruant l'orifice de la canule avec son doigt ; si, grâce à cette pratique, la respiration se fait librement, le médecin retirera l'instrument pour un quart d'heure, mais il ne quittera pas le malade pendant ce temps-là. Si après plusieurs essais on constate que la respiration se fait d'une manière convenable, on pourra débarrasser définitivement le malade du tube métallique; mais il faudra toujours charger quelqu'un de surveiller le convalescent.

On fera bien aussi d'examiner l'individu au laryngoscope avant de retirer la canule.

STATISTIQUE.

Habituellement quand on veut se servir de la méthode numérique pour juger de la valeur d'une opération, on réunit les faits en deux groupes. D'un côté, on place les cas terminés par la guérison, et d'un autre côté les cas malheureux.

On sait ainsi que telle opération a conjuré ou a entraîné la mort tant de fois sur 100. En effet, une amputation ou l'opération de la taille peuvent par elles-mêmes causer la perte de l'individu.

Il n'en est plus de même de la trachéotomie ; car, laissant de côté les cas (heureusement exceptionnels) dans lesquels il y a eu une hémorrhagie foudroyante, une simple incision de la trachée et des parties molles, situées au devant de cet organe, ne peut en aucune façon entraîner *par elle-même* la mort de l'opéré.

Dans les cas où le malade a succombé à la suite de la trachéotomie, l'opération a été inutile, mais nullement nuisible.

L'opéré a été emporté par la maladie principale (fièvre

typhoïde, variole, tubercules pulmonaires, cancer, etc.) ou par une nouvelle complication (péricardite, pleurésie, gangrène, etc.).

Dans certains cas, de plus en plus rares heureusement, la mort est survenue malgré l'opération, parce que celle-ci a été mal faite. Ainsi, n'ayant pas les instruments nécessaires on a ponctionné la trachée avec un trocart ordinaire et on a laissé la canule en place; ou bien on a laissé dans la plaie une canule trachéale, mais d'un très-petit calibre. D'autres fois les soins consécutifs à l'opération ont fait défaut; on a vu des caillots obstruer la canule. D'autres fois encore on a retiré le tube métallique pendant que le conduit laryngien n'était pas encore revenu à son calibre normal.

Malgré tout cela, les résultats donnés par la trachéotomie sont des plus encourageants.

Sur 17 cas d'œdème de la glotte dans lequels on n'a pas pratiqué la trachéotomie, Bayle donne un seul cas de guérison ($\frac{6}{100}$). Valleix donne 6 guérisons sur 31 cas ($\frac{19}{100}$) Ainsi, ne pas opérer c'est vouer le malade à une mort presque certaine.

Quelle différence entre ce résultat et celui que donne l'opération !

M. Lailler (thèse de 1848) a trouvé 12 cas de guérison sur 25 opérations ($\frac{48}{100}$); Sestier donne 20 guérisons sur 50 opérations ($\frac{40}{100}$); MM. Charcot et Dechambre ont trouvé 7 guérisons sur 19 opérations. Il faut ajouter que ces derniers chiffres portent sur des œdèmes de la glotte survenus dans la laryngite nécrosique consécutive à la fièvre typhoïde; les malades étaient emportés par cette dernière affection. M. Kühn (*loc. cit.*) a trouvé 54 guérisons sur 73 opérations ($\frac{75}{100}$) pour l'œdème de la glotte ordinaire et 3 guérisons sur 25 opérations pour l'œdème consécutif à la laryngite nécrosique. En réunissant les deux rapports, on obtient ($\frac{58}{100}$).

Voici maintenant le résultat de nos recherches :

(Nous n'avons recueilli que les cas postérieurs à l'ouvrage de Sestier, paru en 1852.)

Sur 51 opérations pratiquées sur des sujets affectés d'œdème de la glotte *ordinaire*, il y a eu 29 guérisons et 22 insuccès. Dans les cas heureux, on a dû laisser la canule en place trois jours au moins et dix mois au plus. Pour les 22 cas d'insuccès, il s'est passé entre l'époque de l'opération et l'époque de la mort quinze jours en moyenne ; le maximum a été de trente et un jours, le minimum de quatre jours, Les malades ont succombé à diverses maladies ; parmi celles-ci on a noté surtout la bronchite, la pleurésie, le phlegmon suppuré du cou et l'érysipèle.

Sur 24 opérations pratiquées sur des sujets affectés d'œdème de la glotte consécutif à une laryngite nécrosique, il y a eu 13 cas de guérison et 11 cas d'insuccès. Parmi les cas de guérison, 4 fois les malades ont dû sortir de l'hôpital avec la canule.

Chez des malades qui ont succombé, il est survenu, en dehors de la maladie principale (entéro-mésentérite, typhoïde, variole, tubercules), d'autres affections graves, telles que la gangrène du poumon, la péricardite, l'infiltration purulente, la pleurésie.

En réunissant les cas d'œdème de la glotte *ordinaire* et les cas d'œdème consécutif à la laryngite nécrosique, nous obtenons 42 guérisons sur 75 opérations ($\frac{56}{100}$).

CONCLUSION.

Dans toutes les affections du larynx et du pharynx il peut survenir un œdème de la glotte brusquement, sans période prodromique appréciable pendant que l'individu se trouve dans un état de santé en apparence satisfaisant.

La laryngite œdémateuse peut conduire le malade, même sans accès de dyspnée bien notable, à une mort imminente.

C'est surtout dans la convalescence de l'entéro-mésentérite typhoïde et de la variole que l'œdème de la glotte peut surprendre le malade, alors qu'on s'y attend le moins. La mort en pareil cas est presque certaine.

Grâce à la trachéotomie, on a sauvé 56 malades sur 100 qu'on a opérés, et encore il est très-probable que le chiffre des succès eût été plus considérable si les règles de l'art eussent été toujours observées.

Ce chiffre paraît encore plus satisfaisant quand on pense que bon nombre de malades ont été enlevés par des cachexies ou des maladies graves, comme le cancer, la tuberculisation, l'entéro-mésentérite typhoïde, la pleurésie, la gangrène pulmonaire, etc.

Il faut donc que le médecin se tienne toujours prêt à opérer toutes les fois qu'il se trouvera en présence d'un œdème de la glotte.

Que la canule soit suffisamment large et qu'on surveille avec une attention extrême l'ablation du tube métallique.

FIN